肠造口护理与康复指南丛书

结肠造口
护理与康复指南

总主编　张俊娥　郑美春　胡爱玲

主　编　张俊娥

副主编　胡爱玲　李　琼

编　者（按姓氏笔画排序）

李　琼（广东省人民医院）

张俊娥（中山大学护理学院）

罗宝嘉（中山大学肿瘤防治中心）

郑美春（中山大学肿瘤防治中心）

胡爱玲（中山大学附属第三医院）

蒋梦笑（中山大学肿瘤防治中心）

人民卫生出版社

图书在版编目（CIP）数据

结肠造口护理与康复指南 / 张俊娥主编 .—北京：人民卫生出版社，2016

（肠造口护理与康复指南丛书）

ISBN 978-7-117-23764-2

Ⅰ. ①结… Ⅱ. ①张… Ⅲ. ①结肠疾病 - 造口术 - 护理 - 指南②结肠疾病 - 造口术 - 康复 - 指南 Ⅳ. ①R473.6-62 ②R656.909-62

中国版本图书馆 CIP 数据核字（2016）第 303111 号

人卫智网	www.ipmph.com	医学教育、学术、考试、健康，购书智慧智能综合服务平台
人卫官网	www.pmph.com	人卫官方资讯发布平台

结肠造口护理与康复指南

主　　编：张俊娥
出版发行：人民卫生出版社（中继线 010-59780011）
地　　址：北京市朝阳区潘家园南里 19 号
邮　　编：100021
E - mail：pmph @ pmph.com
购书热线：010-59787592　010-59787584　010-65264830
印　　刷：北京铭成印刷有限公司
经　　销：新华书店
开　　本：787 × 1092　1/32　印张：4
字　　数：90 千字
版　　次：2017 年 1 月第 1 版　2017 年 1 月第 1 版第 1 次印刷
标准书号：ISBN 978-7-117-23764-2/R · 23765
定　　价：32.00 元

打击盗版举报电话：010-59787491　E-mail：WQ @ pmph.com
（凡属印装质量问题请与本社市场营销中心联系退换）

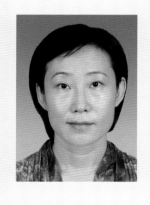

张俊娥,博士,副教授,硕士生导师,中山大学护理学院副院长。长期从事造口护理和康复研究,积累了丰富的图文资料。以第一或通讯作者发表与造口护理有关的论文20余篇,其中国际期刊SCI论文4篇。主持国家社会科学基金等多项课题,其中"造口患者心理社会适应及其延续护理干预的系列研究"成果获第四届广东省护理学会科学技术奖三等奖。曾于2016年在第21届世界造口治疗师大会做论文宣读。兼任世界造口治疗师协会会员、广东省护理学会造口专业委员会常务委员等职务。

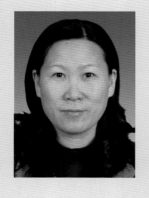

　　郑美春,学士,主任护师,造口治疗师,中山大学肿瘤防治中心结直肠科科护士长。从事造口专科护理多年,积累了丰富的临床实践经验。主持广东省科技计划项目等多项课题。以第一或通讯作者共发表与造口护理有关的论文 10 余篇,其中国际期刊 SCI 论文 1 篇。协助创办全国首家造口治疗师学校——中山大学造口治疗师学校,并兼任副校长。主编《现代伤口与肠造口临床护理实践》;副主编《造口康复治疗——理论与实践》和《压疮护理学》。兼任世界造口治疗师协会中国地区代表、广东省护理学会造口专业委员会副主委等职务。

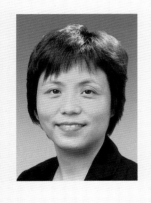

胡爱玲,硕士,主任护师,硕士生导师,造口治疗师。中山大学附属第三医院护理部副主任兼岭南医院护理部主任。从事造口护理工作多年,主要研究方向为造口伤口失禁护理。主编《现代伤口与肠造口临床护理实践》,副主编及参编论著与指南6部。主持广东省科技计划项目等多项课题,发表论文30余篇,其中在国际期刊发表SCI论文5篇。获中华护理学会科技奖三等奖等奖项3项。曾获广东省优秀护士称号。兼任中华护理学会造口伤口失禁专业委员会副主任委员、广东省护理学会造口专业委员会主任委员等职务。

结肠造口
护理与康复指南

序 一

　　肠造口是外科医生用一段肠管在患者腹壁所做的人为开口,其功能是排泄粪便或尿液。排泄粪便的肠造口俗称"人工肛门"或"假肛";排泄尿液的肠造口称为"泌尿造口"或"小便造口"。

　　虽然肠造口术解决了患者的病痛,但是其引发的诸多并发症和护理问题也给患者带来了烦恼和痛苦。为此,被誉为"造口之父"的美国医生 Turnbull 培养了世界上第一位造口治疗师(ET)——Norma Gill,并于 1961 年创办了世界第一所造口治疗师学校。我国造口康复治疗起步较晚,直至 2001 年才在广州中山大学建立全国第一所造口治疗师学校。但是我国造口康复治疗发展很快,造口治疗师队伍迅速壮大。

　　本丛书主编和副主编均是我国培养的造口护理和康复专家,她们精心编写的这一套《肠造口护理与康复指南丛书》,共4 个分册,包括《结肠造口护理与康复指南》、《回肠造口护理与康复指南》、《泌尿造口护理与康复指南》和《小儿肠造口护理与康复指南》。这 4 类肠造口患者各有特点,护理和康复有其特殊性。本丛书的编者从实践出发,逐一解决临床护理遇到的各类问题,使肠造口患者受益匪浅。

　　在本丛书出版之际,我有幸通读全稿,感触颇深。首先,编者们对肠造口患者充满同情和爱心;肠造口带来的诸多问题,她们感同身受,提出切实的解决方法。其次,本丛书以问答形式编写,编者在详尽阐述外同时增加了许多图解,使本书更加通俗易懂。最后,我深信"实践出新知",本丛书编者都是护理肠造口患者的临床一线人员,临床经验丰富,能够发现和解决肠造口护理中的诸多实际问题,促进患者康复。

我相信此丛书不仅对肠造口患者和家属有实际指导意义,也会使临床医护人员受益匪浅。在推荐此书给读者的同时,我由衷感谢编者们对肠造口患者真挚的爱心和奉献!

万德森教授
中山大学附属肿瘤医院原院长
我国第一所造口治疗师学校创立者
2016 年 10 月

期盼已久的《肠造口护理与康复指南丛书》终于和大家见面了！它的问世对所有肠造口患者以及他们的家属亲友来说，真不啻为极大的福音。作为一个结肠造口龄已近20年的肠造口患者，不禁对为本丛书的出版倾注了心血与辛劳的各位编者和编辑拍手叫好，从心底里感谢你们为肠造口患者的护理康复所付出的辛勤劳动！

肠造口患者，从确诊到手术直至出院回家，身体和心理上都承受了一次痛苦的经历和极大的变化过程，如若还伴有术后常见的造口旁疝、肠造口脱垂以及肠造口周围皮肤过敏、感染、溃烂等并发症，那种恐惧、彷徨与无助感会更强烈。期盼得到完善贴身的肠造口护理和系统实用的康复指南，是每一位肠造口患者消除心理阴影，重回正常生活轨道的殷切希望。

本丛书的各位编者专门编纂了这一套系统完整的《肠造口护理与康复指南丛书》，丛书涵盖了结肠、回肠、泌尿及小儿肠造口4大类型，对手术前、中、后的准备与护理，术后并发症预防与处理，造口袋等护理用品的正确使用，康复过程中日常生活如起居饮食、运动出游等不同阶段、不同范畴的问题以问答形式做了详解，这对指导肠造口患者掌握自我护理手段和解决康复过程中的生理、心理疑难起到了极大的帮助作用。全书深入浅出，图文并茂，适用性、可操作性强，对肠造口患者及其家属来说都是不可多得的护理康复指南和科普参考书。

在《肠造口护理与康复指南丛书》成功出版之际，衷心感谢对肠造口患者充满爱心的各位编者和编辑，感谢你们对我国肠造口护理与康复事业的辛勤付出与无私奉献！

杨叔煊
广州造口联谊会会长
2016 年 10 月

前　言

　　由于临床和科研工作的需要,我们经常和肠造口患者打交道。原本以为患者行了肠造口手术,就会一副愁眉苦脸、怨天尤人的模样,出乎我们意料的是,大部分患者都是乐观开朗、积极向上的。在平时交谈中,他们还会用幽默的语气给自己的肠造口起些小昵称,例如"我的荷包蛋""我的小玫瑰"等。我们为他们面对困境所流露出的坚毅乐观和不屈不挠的精神所感染,久而久之便不自觉地把自己当成肠造口患者团体的一分子,能为这个特殊的群体做点什么,一直是我们的愿望。

　　2008年我们为刚出院的肠造口患者设计了一本肠造口自我护理小手册,患者使用后反响良好,这突然给了我们一个灵感,为何不出版一套有关肠造口护理的科普图书让更多的肠造口朋友受益呢? 有幸的是,在广东省内聚集着一批优秀的造口治疗师,数十年的临床磨炼,让这些造口治疗师们积累了大量与肠造口护理和康复相关的临床经验。我们一提出这个想法,大家一拍即合,觉得能为肠造口朋友做一点实实在在又有意义的事情而感到荣幸和自豪!

　　感谢我国著名的胃肠肿瘤专家万德森教授在百忙之中为本书作序。万教授是中山大学造口治疗师学校的创始人和名誉校长,十多年来为国内造口护理人才的培养付出了巨大的心血。感谢广州造口联谊会杨叔煊会长为本书写序,杨会长做了结肠造口手术 20 年来一直不断地挑战并奉献自我,曾赢得广州市中老年组羽毛球赛奖项,曾为开导一个刚完成肠造口手术的患者一天打了 5 个小时的电话……他是肠造口康复者的榜样,希望每位肠造口患者术后都可以像他一样活得精彩、快乐!

本丛书的出版获得了 2014 年广州市科技和信息化局科普计划资助立项(项目编号 2014kp000122);并获得 2015 年广州市科学技术协会、广州市南山自然科学学术交流基金会、广州市合力科普基金会科普出版经费的资助;同时为这套丛书出版给予大力支持的领导、同事等,在这里一并表示深深的感谢! 在他们的帮助下,我们终于实现了这一愿望!

衷心祝愿这套肠造口护理与康复指南系列科普图书的出版能够为肠造口患者带去福音,让他们不必在黑暗中摸索,让他们少走弯路,让他们更快地适应有肠造口的生活,真正做一个快乐的造口人!

张俊娥　郑美春　胡爱玲

2016 年 10 月

目　录

第一章　认识结肠造口

第一节　人体肠道解剖生理特点

☆ 消化系统包括哪些脏器，它们各自的功能如何？

答：①消化系统包括：口腔、咽、食管、胃、小肠（十二指肠、空肠、回肠）、大肠（结肠、直肠）和肛管（图1-1）。②它们各自的功能是：食物在口腔经过咀嚼由食管进入胃，通过胃的消化作用，与消化液混合形成食糜并进入小肠；小肠的主要生理功能是消化和吸收，食物中的大部分养分在小肠中被吸收；结肠（盲肠、升结肠、横结肠、降结肠和乙状结肠）的主要生理功能是吸收水分，储存和转运粪便。当食糜到达结肠下段，因水分被吸收而形成半固体状的粪便；直肠的主要功能是贮存粪便、引发便意及排泄粪便，直肠可吸收少量的水、盐、葡萄糖、一部分药物并分泌黏液以利排便；肛管的主要功能是排泄粪便。

☆ 结肠的位置和解剖结构是怎样的？

答：结肠位于小肠和直肠之间，包括盲肠、升结肠、横结肠、降结肠和乙状结肠。结肠上端以回盲瓣为界与回肠相连接，下端连接直肠，两者之间没有明显的分界和标志（图1-2）。成人结肠全长平均约150cm（120~200cm）。根据解剖位置，

1

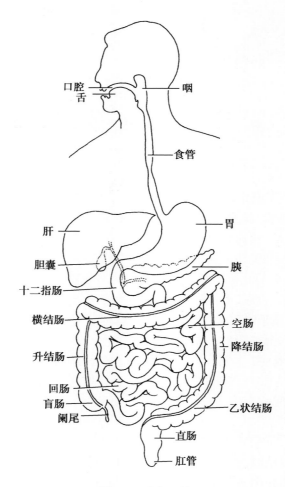

口腔
舌
咽
食管
肝
胃
胆囊
胰
十二指肠
横结肠
空肠
降结肠
升结肠
回肠
盲肠
乙状结肠
阑尾
直肠
肛管

图 1-1　消化系统

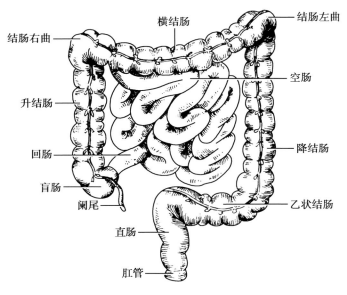

图 1-2 小肠和大肠

可将结肠分为盲肠(长约 6cm),升结肠(长约 12~20cm)、横结肠(长约 40~50cm)、降结肠(长约 25~30cm)和乙状结肠(长约25~40cm)。

☆ 直肠的位置和解剖结构是怎样的?

答:直肠位于盆腔的后部(图 1-2),上端直肠与结肠粗细相同,下部扩大成直肠壶腹,是暂存粪便的部位。直肠长度约12~15cm,分为上段直肠和下段直肠,以腹膜返折为界。外科临床工作中,亦有将直肠分为上、中、下段直肠:齿状线(齿状线是直肠和肛管的交界线)上 5cm、10cm、15cm,分别成为下段直肠、中段直肠、上段直肠。上段直肠癌与中下段直肠癌,治疗方案上有所不同。

☆ 结肠的生理功能有哪些?

答:结肠的主要功能包括食物的消化、吸收、传输以及贮存,结肠是人体吸收水分和电解质的重要部位。通过对这两样物质的吸收,结肠可动态调节人体电解质浓度。另外葡萄糖和部分脂肪水解产物亦可被结肠吸收。结肠各部位吸收能力大小不一,右半结肠的吸收能力最大,依次为横结肠、降结肠。结肠还可为粪便提供暂时的储存和转运场所。

☆ 排便活动是一个怎样的过程?

答:食物经小肠消化吸收进入大肠,在大肠的再吸收作用下形成粪便,又在大肠的推动下,使粪便从横结肠送入乙状结肠,进而送入直肠。当粪便充满直肠时,直肠被充盈而膨胀,刺激和兴奋直肠壁上的压力感受器,产生有效的神经传入冲动,冲动信息由神经上传到大脑皮质的"排便反射高级中枢",并由该中枢发出便意信号,引起便意(想排便的意识)和排便反射。据研究,当直肠内粪便量 150~200ml 时即引起便意和排便反射。排便反射的传出冲动沿盆神经传出,肛门内外括约肌舒张,加之腹肌、膈肌等的协同作用,粪便即被排出体外。当粪便通过肛管时,还反射性地引起肛管舒张和直肠收缩,有助于粪便排出。由此可见,排便活动需要非常复杂的神经反射来介导。直肠下端是排便反射的主要发生部位,在排便过程中发挥着重要作用。

第二节　结肠造口手术

☆ **何谓结肠造口?**

答:因治疗疾病的需要,在手术的过程中,将一部分结肠或直肠、肛门切除,而将结肠缝合于腹壁的一个开口上,便成为结肠造口。排泄物将经这个结肠造口离开身体,故结肠造口又俗称假肛或人工肛门。如果说肛门是消化道的出口,那结肠造口也是消化道出口,只是位置不同了,不再是位于臀部之间,而是挂于腹壁之上。

☆ **如今的结肠造口术是如何发展而来?**

答:肠造口已有悠久历史,开始的时候肠造口多因病、伤所造成,称之为自然性肠造口,早在圣经中已提及古代战士腹部被刺伤,有的带着肠瘘幸存下来。有目的,有计划的肠造口术仅有 200 余年的历史。肠造口术对于安全的结肠吻合术及直肠切除术的发展起着重要的作用。19 世纪到 20 世纪,经过外科医生的种种改进,结肠造口术基本上没有大的改变。乙状结肠和降结肠末端造口仍然用来治疗直肠癌、严重的憩室炎、放射性直肠炎、大便失禁和广泛的肛周炎。医生试图研究可控性结肠造口、造口栓和皮下装置,然而没有取得重大突破。但是随着肠造口治疗护理和造口用品的日渐发展,肠造口者的生活质量却发生了巨大变化,他们的生活已和正常人没有太大的区别。

☆ 为何我需要行结肠造口手术?

答:肛门是消化道的出口,因肠道疾病治疗(如大肠恶性肿瘤、大肠受伤、大肠及肛门先天性异常、憩室病、肠缺血及大便长期失禁等)的需要,粪便永久性或临时性不能从肛门排出,需要为粪便造一个新的出口,这个出口就是结肠造口。如吴女士患上低位直肠癌,由于肿瘤位置非常接近肛门,所以需要把肛门切除,没有了肛门,粪便就无法离开身体,所以医生要为她在腹部行结肠造口。您也许有与吴女士有相似的情况,或者是以上提到的某种疾病,因治疗原因而需要行结肠造口手术的。因此,结肠造口不但不是一种疾病,而是可以帮助您远离疾病、梗阻和疼痛等带来的烦恼。

☆ 为什么不可以把肠造口从肛门带出,而要在腹部带出?

答:肛门除了是一个大便排出的通道外,更是控制大便排泄的开关。当括约肌收缩时,粪便不能排出;而当它放松时,粪便就可以从肛门排出体外。如果受到疾病,如癌症的影响,要把括约肌也切除时,从肛门带出的肠造口便会因为没有括约肌而失去控制大便排泄的功能,形成大便失禁。近年来国内有医务人员设计用股薄肌或臀大肌代替括约肌以及结肠套叠式原位肛门手术,期望在切除肛门及括约肌的情况下,将近端乙状结肠拖至会阴肛门处,行 I 期或 II 期括约肌成形术,但效果都不甚理想,仍有待探索总结。由于会阴肛门处位置特殊隐蔽,难以粘贴造口袋来收集粪便,同时患者很难自行护理,粪便刺激较易形成皮肤溃烂及破损等情况,给患者带来更大的痛苦,这些问题至今未找到有效的解决方法,因此,在原来肛门的位置放置结肠造口目前尚不可行。由于腹部比较平坦,粘贴造口袋容易,不容易脱落;且肠造口在腹部,患者本人容易观察肠造口情况并进行自我护理等,因此,经过多年的经验总结,认为将结肠造口从腹部带出是一个较好的解决方法。

专家温馨提示

　　肠造口是挂在腹壁的消化道出口,又称为"假肛",但不能控制排便。

☆ 结肠造口的类型有哪些?它们有何特点?

答:结肠造口的类型有升结肠造口、横结肠造口、降结肠造口和乙状结肠造口。升结肠造口临床比较少见,位于右上腹部,排泄物量较多,粪便呈液体状或糊状,对皮肤有较大刺激,排泄次数较多;横结肠造口多位于右上腹部(图 1-3),以暂时性多见,排泄物呈糊状或半固体状,含消化酶,对皮肤会产生刺激,企图通过调节饮食、用药、灌肠或灌洗来控制排泄一般无效;降结肠造口位于左下腹部降结肠的末端,排泄物几乎是成形的;乙状结肠造口是最常见的肠造口之一

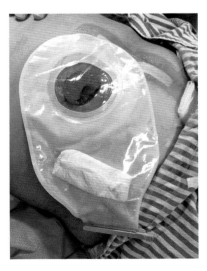

图 1-3　横结肠造口

(图 1-4),以永久性多见,位于左下腹,排泄物完全是成形的,由不被吸收的食物残渣及细菌所组成。横结肠和乙状结肠具有系膜且活动性大,因此外科医生常选用这些肠段来做结肠造口。

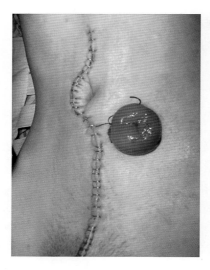

图 1-4　乙状结肠造口

☆ 结肠造口是暂时的还是永久的? 如果是暂时性的,什么时候可以回纳?

答:结肠造口根据用途分为永久性结肠造口和暂时性结肠造口。结肠造口的留置时间取决于结肠造口手术的原因和目的,医生会在手术前后做出详细说明。医生把肿瘤及其附近的肠段切除后,会把剩余肠段接合起来,但接驳口愈合需要一段时间,若在康复期间让粪便经过接驳位置,则会影响接驳口的愈合,所以医生可能会选择利用结肠做一个暂时性的结肠造口,暂时性结肠造口保留大约 3~6 个月,当肠道的接驳口愈合后,再施行手术关闭结肠造口,让患者重拾旧欢,经肛门排便。

专家温馨提示

　　切除了肛门,便需要永久性结肠造口来负责排便工作。但个别患者肛门虽然没有切除也需要永久性结肠造口来排便的哦,相关原因医生会给患者和家属做好解释的。

☆ **结肠造口术是通过腹腔镜还是开腹做?**

　　答:目前腹腔镜(也称微创手术)和开腹手术均是外科很成熟的手术方式,结肠造口具体手术方式主要取决于原发病的特点及手术难易程度,可能是经腹腔镜施行,也有可能是通过开腹施行。但是一般情况下有心、肺、肝、肾等功能障碍或不全;有严重出、凝血功能障碍;过度肥胖;既往手术造成腹腔严重粘连的患者不适合做腹腔镜结肠造口术。

☆ **结肠造口在腹壁上的缝合是使用手术缝线还是吻合钉? 需要拆除吗? 何时拆除?**

　　答:①极大部分是手术缝线缝合的(图 1-5),偶尔使用吻合钉缝合。②吻合钉、不吸收缝线缝合或外露的可吸收缝线均需要拆除。吻合钉缝合的需要使用专用取钉器拆除,而手术缝线缝合的需要使用剪刀或刀片剪除。③一般拆除时间为手术后 7~10 天左右。适当延长拆除时间并无大碍,但若过久不拆除,残留的缝线就会成为异物刺激结肠造口黏膜。

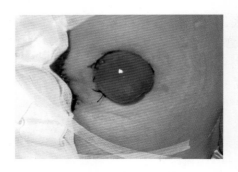

图 1-5　结肠造口周围缝线

第三节　术　前　配　合

☆ 为何需要行电子结肠镜检查?

答:电子结肠镜检查也俗称为大肠镜检查。大肠镜是一条柔软的光导纤维内镜,外围直径约 1.1cm,长度则约 1.8m。检查由内镜室的医生执行,进行检查时医生会慢慢将大肠镜由肛门引进结直肠至回盲肠部位,期间会输入空气令本来褶叠的肠道微微膨胀起来,而清晰的影像会即时被传送至显示屏上,让医生得以透过显示屏观察肠内的情况。真正的检查由肠镜抵达回盲肠后开始,此时医生会一面将大肠镜拉出,一面细看肠道内壁是否出现异常,如发现结直肠黏膜有病变或息肉,可即时抽取组织作化验或把息肉切除。检查时间大约 20~30 分钟。

☆ 进行电子结肠镜检查会疼痛吗?

答:电子结肠镜是被硬邦邦地塞进大肠内,加上输入气体让肠道膨胀,会带来刺激和胀痛不适。但这种疼痛一般是可耐受的。如您担心难以耐受疼痛可选择电子结肠镜无痛检查,也就是医生会在检查前先给您注射止痛药及镇静剂,让您在熟睡的情况下接受检查,减少不适。通常这种药药效短暂,麻醉师会控制好,一旦检查完毕您也就清醒了。

☆ **怎么配合才能做好电子结肠镜检查?**

答: 电子结肠镜检查需要清洁肠道,排清肠内的粪便,让大肠镜有一个清晰的视野,所以,检查前 1~2 天便要开始避免进食高纤维的食物,如瓜、豆、蔬菜、水果、麦皮等,检查当天则只可进食流质食物如粥水、清汤等。预约好检查时间后护士也会给您进行饮食指导的。检查当天需要口服泻药或清洁灌肠,将肠道内粪便排清。检查完毕可恢复正常饮食。检查前需要家属陪同和签字,如选择无痛电子结肠镜检查者,因为检查时接受了镇静剂注射,患者最好在家人陪伴下离开。

专家温馨提示

　　电子结肠镜检查时医生会将大肠镜由肛门引进结直肠至回盲肠部位。清晰的影像会被即时传送至显示屏上。如发现病变,可即时钳取病变组织作病理检查诊断。

☆ **为何需要行钡剂灌肠造影检查?**

答: 钡剂灌肠造影检查是其中一种常见的非入侵性肠道检查,也是一种诊断性检查,目的是了解肠道是否发生病变及确定病变的部位。其原理是以 X 光透视肠壁的结构。检查由放射科医生执行,检查时从肛门放置管道后注入钡剂,钡剂是白色的显影剂,能够黏附于肠道内壁,假设肠内有增生物,在X光之下便能够显现出来。

☆ **怎么配合才能做好钡剂灌肠造影检查?**

答:进行钡剂灌肠造影检查前,您需要服用泻药或清洁灌肠排清大便。准备一套干净衣服带到检查室,以防检查时排泄物弄脏衣服能及时更换。在检查过程中,由于肠道蜿蜒曲折,您需要听从医护人员的指令不断转动身体,以及不时仰卧或抬高双脚,让整条大肠内壁也沾上钡剂。同时在过程中要收紧肛门肌肉,以防钡剂漏出,整个过程大约30分钟。

☆ **如既要行电子结肠镜检查,又要行钡剂灌肠造影检查,怎么办?**

答:电子结肠镜检查和钡剂灌肠造影检查前均需要进行肠道准备,您应按照护理人员的指导做好肠道准备。检查顺序是先行电子结肠镜检查后再安排时间进行肠道灌钡剂检查,因为肠道灌钡剂后,需要时间排空,如肠道内残留钡剂则会影响电子结肠镜的检查。进行这两项检查时须带上一套干净衣服,以便于衣服被弄脏时可以随时更换。

专家温馨提示

　　钡剂灌肠造影检查除了给大肠照X线,医生也可透过电脑扫描进行"虚拟肠镜"检查来透视肠道健康状况。

☆ 造口治疗师或临床护士为何在我腹壁做标记?

答:这是为您即将做的结肠造口而设定的标记(图1-6)。因为结肠造口并不是随意开设的,主要是设在肚脐的左上、左下、右上或右下方。根据结肠造口的类型不同而选择的位置也不一样,升结肠造口位于右下腹、横结肠造口位于上腹部、降结肠造口位于左上腹、乙状结肠造口位于左下腹。术前造口治疗师或护士为您在腹壁上选出最佳的结肠造口位置并做出标识,目的是确保手术后结肠造口位于最佳的位置,以方便您术后对结肠造口的自我护理。

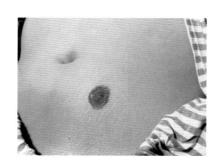

图1-6 乙状结肠造口定位标识

☆ 腹壁划上标记后我还能洗澡吗? 一旦腹壁标记模糊该怎么办?

答:腹壁上的标记是用不褪色的笔标识的,一般不容易褪色,您可放心洗澡,但洗澡过程中注意不要大力擦洗该标记。一旦标记模糊要告诉临床护士给予重新标识,以免术中医生看不见标识。离开病房前往手术室进行手术前护士会给您检查确认结肠造口标识的,您最好也做好自我检查。

☆ **明天就要手术我还可以正常饮食吗?**

答:不可以正常饮食,但可以进食清流质(无渣)饮食,个别患者可能还需另外加服要素饮食(营养素),临床护士会在术前给您进行详细的饮食宣教。为了维持您的能量,术前1天和当天接台手术前护士会按医嘱给您进行静脉输注营养液补充营养。

☆ **为何术前需要口服泻药? 如何服用?**

答:术前口服泻药是对肠道进行清洁,也称为全肠道灌洗法,目的是减少肠道内的粪便,以便进行手术及减少术后感染的机会。目前最为常用的口服泻药是恒康正清和和爽(聚乙二醇电解质散)。①恒康正清的服用方法:取恒康正清1盒(内含A、B、C各1小包),将盒内各包药粉一并倒入带有刻度的杯(瓶)中,加温开水至1000ml,搅拌使完全溶解,即可服用。术前肠道清洁准备,用量3000~4000ml,首次服用600~1000ml,以后每隔10~15分钟服1次,每次250ml,直至全部服完。②和爽的服用方法:取和爽1袋,倒入带有刻度的量杯中,加温开水(30℃以下)调至2000ml,搅拌至完全溶解即可服用。首次服用500ml,之后每隔15分钟左右服用250ml,直至全部服完。③服用过程中请来回走动,顺时针轻柔腹部,以便促进肠蠕动。服药后1小时左右开始排便,直至排出清水样便。服药后肠蠕动加快,排便前可能会感到腹胀,如有严重腹胀或不适,可放慢服用速度或暂停服用,并告诉值班护士/主管护士,待症状缓解或消失后再服用。服药后无排便应告知护士,可能需按医嘱改为清洁灌肠。

☆ 为何术前需要清洁灌肠？

答：清洁灌肠的目的是刺激肠蠕动，软化和清除粪便，排除肠内积气，减轻腹胀，清洁肠道，为手术、检查作准备，并确保手术顺利进行和预防术后感染。清洁灌肠是指将一定容量的液体由肛门经直肠灌入结肠，以帮助患者清洁肠道、排便的方法，但由于在实际操作过程中灌肠液较多，肛管较粗，进液快，对肠道刺激大，拔管后甚至在操作中即出现便意，很快排出灌肠液，手术中有时还可见少量大便硬结，往往达不到灌肠的目的。目前肠道清洁一般会采用口服泻药的方式，只是口服泻药无效者才考虑清洁灌肠。选用何种方式护士会根据医嘱来执行并告知患者的。

专家温馨提示

　　接受大肠镜检查前、钡剂灌肠造影检查前和手术前都需要清洁肠道，排清肠内的粪便。检查前和手术前1~2天便要开始避免高纤维食物，如瓜、豆、蔬菜、水果、麦皮等，至检查当天则只可进食流质食物如粥水、清汤等，并饮用由医生提供的泻药或清洁灌肠，将肠内粪便排清，而检查完毕，一般都可以恢复正常饮食。但手术患者术后何时恢复饮食要根据肠道功能恢复而决定的。

☆ 暂时性结肠造口回纳前需要做哪些检查？怎么配合？

答：暂时性结肠造口回纳前，往往需要行电子结肠镜检查和钡剂灌肠造影检查。目的是检查原来手术的肠道吻合口是否愈合良好或是否存在其他问题,如手术的吻合口是否发生狭窄、原来瘘口是否完全愈合等。检查须知与结肠造口手术前的检查是一样的。但值得注意的是前往检查时除准备一套干净衣服外,须带上造口护理用品,以便检查完毕及时更换。尤其是行钡剂灌肠造影检查,一般灌入钡剂是从结肠造口灌入的。检查完毕可能会有钡剂从结肠造口排出,容易渗漏而弄脏衣服。

☆ 暂时性结肠单腔造口回纳前肠道清洁怎样进行?

答:结肠单腔造口(肠造口从腹壁上一个开口开出,指探仅探查到一个开口的肠造口被称之为单腔造口,患者肛门也许已经被切除,也许仍然保留)者,结肠单腔造口与非肠造口朋友的肠道清洁方法是完全一样的,肠道清洁有口服泻药和清洁灌肠两种方式。

☆ 暂时性结肠单腔造口回纳前清洁灌肠如何进行?

答:结肠单腔造口进行清洁灌肠时,从结肠造口灌入清洗液后,粪便会从结肠造口排出。因此宜坐在座厕旁,将造口袋的开口放入剪开底端的较大袋子内,将套袋延伸至马桶内(图1-7),以便粪便直接排入厕所里,或者采用小桶套入胶带收集(图1-8)。

☆ 暂时性结肠袢式造口回纳前肠道清洁怎样进行?

答:结肠袢式造口(肠造口从腹壁上一个开口开出,指探可探查到2个开口的肠造口被称之为袢式造口,其中一个开口与上消化道相通,粪便从这开口排出,也称之为近端开口;另一个开口与肛门相连接,也称之为远端开口,也就是该患者的肛门仍然保留的)者,近端肠道和远端肠道一般均需要进行

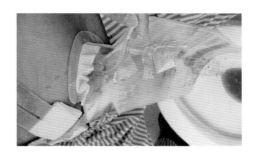

图 1-7　患者坐在座厕旁,造口袋套入大袋内延伸至马桶内

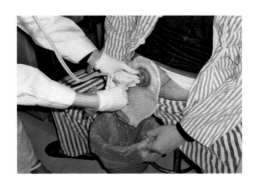

图 1-8　小桶套入胶带收集结肠单腔造口排泄物

肠道清洁。结肠袢式造口与非肠造口朋友的肠道清洁方法是不完全一样的。近端肠道清洁方法与单腔结肠造口一样。远端肠道清洁方法通常有两种方式,第一种方法是按传统的灌肠方式,患者取左侧卧位将肛管由肛门插入灌入灌洗液。第二种方法患者一般是坐在座厕上进行,从结肠造口的远端灌入灌洗液(图1-9)。两种灌肠方式的患者灌洗后均从肛门排便。

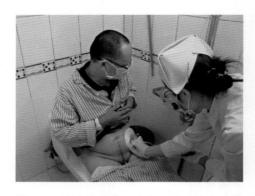

图 1-9　结肠袢式造口患者远端肠袢清洁灌
肠的姿势

第四节　结肠造口的功能

☆ 为何我行了结肠造口手术,肛门仍然存在?

答:行结肠造口手术时,如果不能或不需要将直肠及肛门
切除时,你的肛门仍然会存在。

☆ 我能控制从结肠造口排出的粪便吗?

答:由于结肠造口是缝合于腹壁上的,结肠造口无神经
组织,无痛觉,无括约肌及其神经感应器,所以不能感知便
意并进行忍耐。即不能通过自己的意志控制排便这一生理
过程。

☆ 从结肠造口排出的粪便性状与手术前一样吗?

答:结肠造口排出物的黏稠度取决于结肠造口所在的解

剖位置,因为不同位置的大肠的吸收和储存功能是有差别的(图 1-10)。升结肠造口排泄物为液体到半液体,富含消化酶,对升结肠造口周围皮肤有刺激性;横结肠造口排泄物通常为液态到半液态,排泄物中所含消化酶随着横结肠造口左移而含量逐渐减少;降结肠造口由于排泄物经升结肠和横结肠时水分大部分已被吸收,因此排泄物通常为半成形到成形;乙状结肠造口由于排泄物中的水分被其余结肠段充分吸收,因此排泄物为正常的成形状。

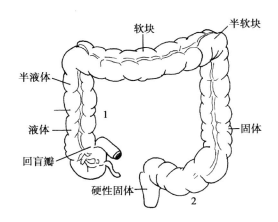

图 1-10 大肠的吸收及储存功能

☆ 结肠造口手术时切除部分大肠,会影响食物的吸收吗?

答:其实大肠主要的功能是储存及排泄粪便,结肠造口术时切除部分大肠对食物的吸收没有太大影响。

☆ **暂时性结肠造口回纳后,排便会恢复正常吗?**

答:暂时性结肠造口关闭术后,一般 3~5 天肛门排便将恢复。早期排便也许稍为频密,需要做好肛周皮肤的护理,以防肛周皮肤破损。但随着时间的推移,排便会逐渐恢复正常的。

第二章

造口用品的选择及保存

第一节　造口袋的选择

☆ 结肠造口袋的种类有哪些?

答:目前国内可购买到的结肠造口袋有粘贴型(图 2-1)和非粘贴型(图 2-2)造口袋。粘贴型造口袋又分为一件式和两件式开口袋、一件式和两件式闭口袋。而这些类型的造口袋依据材料可分为透明和不透明的造口袋;依据造口底盘边缘是否带有胶带粘边分为粘贴胶带边缘和非粘贴胶带边缘的造口袋;依据底盘的形状分为凸面(图 2-3 和图 2-4)和平面造口

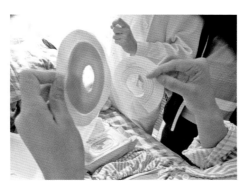

图 2-1　粘贴型造口袋

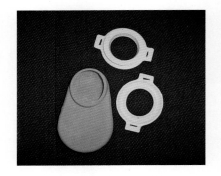

图 2-2 非粘贴型造口袋

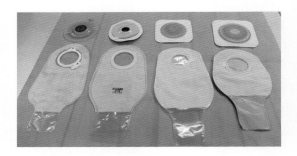

图 2-3 两件式凸面造口袋

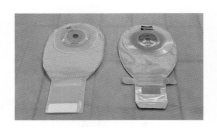

图 2-4 一件式凸面造口袋

袋(图 2-5 和图 2-6);从造口袋上是否含碳片又分为含碳片和非含碳片造口袋。

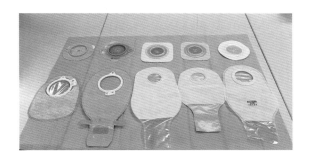

图 2-5　两件式平面造口袋

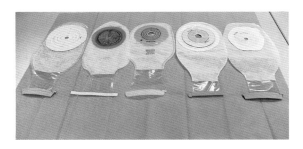

图 2-6　一件式平面造口袋

☆ **一件式和两件式结肠造口袋有何区别?**

答:一件式造口袋是指造口袋和底盘连成一体的造口袋(图 2-7 和图 2-8),可直接贴于腹壁的结肠造口上,一旦撕下就不能重复使用。两件式造口袋主要由造口袋和底盘两部分

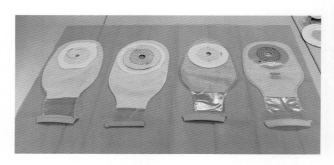

图 2-7 一件式开口袋

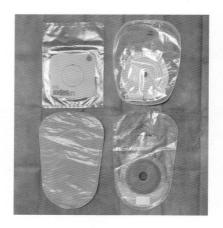

图 2-8 一件式闭口袋

组成(图 2-9 和图 2-10),配用的造口袋有开口袋和闭口袋,开口袋可重复使用,闭口袋仅单次使用。底盘粘贴于腹壁,一般5~7 天更换一次或在底盘发生渗漏时立即更换。

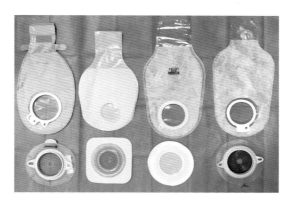

图 2-9　两件式开口袋

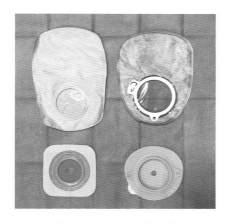

图 2-10　两件式闭口袋

☆ **碳片造口袋适合所有结肠造口患者吗？使用时应注意哪些问题？**

答：碳片造口袋一般会比无碳片设置的造口袋费用高。但是有些患者大便较稀，容易弄湿碳片，反而达不到过滤气体和气味的作用，也就是增加了费用却达不到患者预期的效果，因此大便不成形的结肠造口者一般不建议使用碳片造口袋。碳片造口袋最适合大便成形的结肠造口患者。碳片一般设置在造口袋的上方，注意使用过程中碳片不能受潮，如清洗造口袋时应避免弄湿碳片，佩戴着造口袋洗澡时注意遮盖碳片，否则碳片将失去作用。

☆ **非粘贴型的造口袋适合所有结肠造口患者吗？使用时应注意哪些问题？**

答：非粘贴型的造口袋，因无密闭和防臭性能，一般不推荐使用。对于经济非常困难，且大便成形、社交活动甚少的结肠造口者可适当选择。但一旦排便不成形，则不能使用，尤其腹泻时必须改用粘贴型造口袋，否则皮肤容易受粪便刺激而破损，使用过程中注意观察结肠造口周围皮肤情况。非粘贴型造口袋的固定带松紧要合适，以防固定带过松底盘容易活动而损伤结肠造口。同时宜在结肠造口周围垫上柔软且有韧性的纸巾，以便吸收一定的粪水和保护周围皮肤的作用。

☆ **我该选择怎么样的造口袋？**

答：造口袋种类繁多，在选择过程中要结合您的结肠造口类型、手术后时间、结肠造口本身及周围皮肤情况、希望造口袋留置天数、您的经济情况及其对生活质量的要求等综合考虑。选择何种造口袋宜在造口治疗师或临床护士的指导下进行,才能选择对您较为合适、喜爱的造口袋。

专家温馨提示

中国大陆目前销售造口产品的公司有多家,每家都有不同种类的造口袋,并且价格都参差不一。造口产品不是越贵越好,对肠造口患者来说最主要是适合自己的才是最好的哦。

第二节　造口袋的清洁

☆ 佩戴着的造口袋如何清洁?

答:①一件式开口袋的清洁:打开造口袋的便袋夹,将粪便排进厕所内或胶袋内;将水由袋口倒进袋内清洗后倒出或将纸巾放入造口袋内抹洗;用纸巾抹干袋口夹回便袋夹。②两件式开口袋的清洁:可按照一件式开口袋的清洁方法进行,也可将造口袋分离,直接将粪便排放入厕所后,再用水清洗干净造口袋,晾干备用。

☆ 佩戴过的造口袋可以重复使用吗?

答:一件式造口袋一旦撕除则不可重复使用。两件式造口袋底盘撕除也不可重复使用,但两件式造口袋可清洗干净晾干后再重复使用,直至陈旧或破烂才弃置。

☆ 佩戴过的两件式造口袋如何清洗?

答:佩戴过的两件式造口袋可选用刺激性较弱的清洗液(如小儿沐浴液)清洗,不能使用刺激性大的碱性物(如肥皂粉)清洗,因为碱性物会腐蚀造口袋而影响其耐用性。清洗后的造口袋可以直接用毛巾/纸巾抹干或晾干备用。晾干过程中避免日光直射,防止造口袋的胶质硬化。

专家温馨提示

造口袋代替了直肠暂时储存粪便的功能,佩戴着的造口袋做好及时排放粪便就行,一般是不需要清洗的,因为造口袋内收集到的粪便是不会引起肠道感染的。但佩戴两件式造口袋需交替更换使用时,更换下来备用的造口袋就需要做好清洗了。

第三节 造口护理附属产品及使用方法

☆ 造口护理附属产品有哪些? 有何作用?

答:为了使造口用品更加安全,防止渗漏,延长造口袋的使用时间,保护肠造口周围皮肤或治疗周围皮肤并发症,市面推出了一系列造口附属产品,以满足肠造口者的个性化需求,从而改善、提高肠造口者生活质量。常见的造口附属产品包括:①皮肤保护粉(图 2-11 和图 2-12):含有羧甲基纤维素钠,可消除肠造口周围皮肤发红、瘙痒等症状,促进皮炎及浅表皮

损愈合。②皮肤保护膜(图 2-13 和图 2-14):有含酒精和不含
酒精两类,主要成分为异丙醇,可保护肠造口周围皮肤,阻隔
分泌物、黏胶对肠造口周围皮肤造成刺激。当肠造口周围皮
肤有破损时,只能使用不含酒精的皮肤保护膜。③防漏膏
(图 2-15):为膏状糊剂,易于成型、易于清除,可用作肠造口周
围皮肤凹陷和皱褶部位的填充物,防止排泄物渗漏。④防漏
条(图 2-16):呈条状,柔软有韧性,易塑形,不含酒精,用于填
平肠造口周围皮肤的凹陷、皱褶、缝隙,使其平整,防止渗漏。
⑤剥离剂(图 2-17):可以有效清除粘在皮肤上的残留护肤胶,
尤其适用于皮肤容易受损者,减少因反复清洁擦拭导致的皮

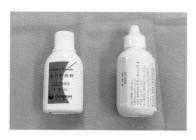

图 2-11　皮肤保护粉

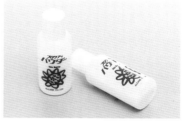

图 2-12　皮肤保护粉

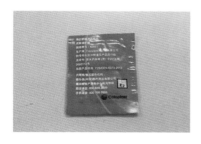

图 2-13　片状皮肤保护膜

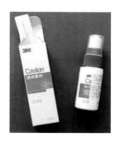

图 2-14　喷剂皮肤保护膜

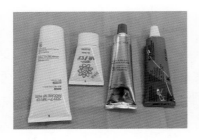

图 2-15 防漏膏

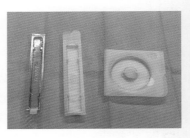

图 2-16 防漏条

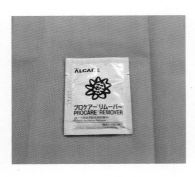

图 2-17 剥离剂

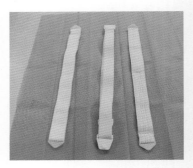

图 2-18 造口腰带

肤损伤。⑥腰带(图 2-18 和图 2-19):用于固定底盘,减少外力对底盘的影响,延长造口袋的使用寿命。⑦剪刀:裁剪造口底盘(图 2-20)。⑧便袋冲洗器:清洁造口袋的工具(图 2-21)。

☆ **我需要使用造口护理附属产品吗?**

答:造口护理附属产品并非造口护理的必备用品,结肠造口者应根据自身的实际情况,如肠造口及周围皮肤状况、经济能力、个人卫生习惯等并在专业医护人员的指导下选购和使用造口护理附属产品,提高生活质量。

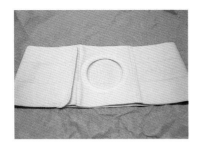

图 2-19　造口弹力腰带

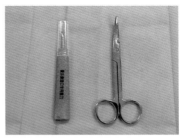

图 2-20　剪刀

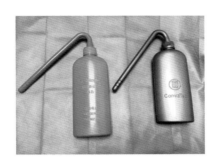

图 2-21　便袋冲洗器

☆ 使用造口护理附属产品时需要注意哪些问题?

答:使用造口护理附属产品时需注意:①皮肤保护粉:使用前先清洁结肠造口周围皮肤,用柔软干毛巾或纸巾抹干,使用柔软的卫生纸将未固定的粉末抹走,否则将影响造口底盘粘贴的稳固性;外层最好再喷 1~2 层皮肤保护膜,待干后粘贴造口袋。②皮肤保护膜:清洁并抹干皮肤后,可将皮肤保护膜直接喷洒在皮肤上,避免浸渍。皮肤潮红时可用不含酒精的保护膜配合皮肤保护粉一起使用。③防漏膏:将适量的防漏膏填在结肠造口周围皮肤凹陷和皱褶部位(图 2-22),也可直接在造口底盘开口边缘涂上薄薄一层即可(图 2-23),再粘贴造口袋。④防漏条:将防漏条填在结肠造口周围皮肤凹陷、皱褶或缝隙部位,使其平整,防止渗漏。⑤腰带:根据患者腹围将腰带调整到合适长度,避免过紧或过松。过紧会引起血液循环不良,阻碍呼吸,导致患者不适;过松又达不到约束固定底盘的目的。

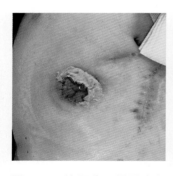

图 2-22 结肠造口周围涂上防漏膏

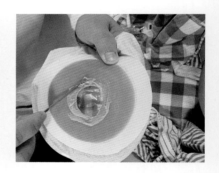

图 2-23 造口底盘开口边缘涂上防漏膏

☆ 佩戴造口弹力腹带应注意哪些问题?

答:佩戴造口弹力腹带时应注意:①患者平躺休息,腹肌松弛,肠造口脱垂和旁疝者使用前,先让脱垂或造口旁疝疝出的肠管通过手法回纳,不能回纳者禁止使用。②把造口袋从腹带的开口处拖出来。③把造口袋完整拖出使腹带从开口处压住造口底盘。④两边用力拉一下,使腹带确保固定在腹部上,粘住(图 2-24)。

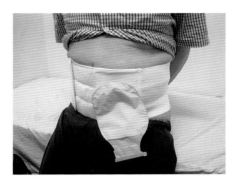

图 2-24 患者佩戴造口弹力腹带

☆ 造口腰带和造口弹力腹带弹性丧失了还可使用吗?

答:佩戴的造口腰带和造口弹力腹带要确保清洁、功能完好、有弹性是至关重要的,如果造口腰带和造口弹力腹带的弹性完全丧失就不能再使用了,因为没有了弹性,佩戴会不舒适,固定效果差。最宜购买 2 条造口腰带或造口弹力腹带交替更换使用,保持清洁。一些使用造口腰带的患者也喜欢利用废弃的造口腰带扣子,自己购买宽边橡皮筋来自行制作造口腰带,这是可行且非常节省的做法。

第四节 造口护理产品的购买和储存

☆ 哪些地方可以购买造口护理产品?

答:目前购买造口护理用品的途径主要有:①从医院的造口治疗师门诊购买;②从医院旁的医疗生活用品店购买;③从

各厂家的销售点购买;④网上购买。目前大部分的造口袋可使用医保卡或公费医疗卡购买。但所有造口护理附属产品均自费且不能从医院购买。购买和使用时均要关注产品生产日期和使用有效期。

☆ **造口用品应该如何保存?**

答:造口袋应储存在室温干爽的地方,不可将其放在高温(40℃以上)、阳光直射处或潮湿的环境,也不可将其放置在冰箱等低温设施内保存。严禁重物压迫造口护理用品,最好根据使用情况进行适量购买,不宜大批量购买长期存放(注意留意产品的有效使用期限)。

专家温馨提示

随着手术后的时间推移,肠造口患者的体型可能会发生改变。一旦体型发生改变原来使用的造口产品型号也许不适合再使用而需要更改。因此,每次购买产品时不能一次性购买过多哦。

第三章　结肠造口护理须知

第一节　结肠造口排泄物的管理

☆ 结肠造口的排便管理方法有哪些？

答：结肠造口的排便管理方法有"自然排便法"和"灌洗排便法"。自然排便法是指将造口袋贴于腹壁上的结肠造口上，自然地收集结肠造口排泄物的方法。灌洗排便法是将温水从结肠造口注入结肠，刺激肠道，从而达到排便目的。

☆ 如何收集从结肠造口排出的粪便？

答：结肠造口本身没有控制排泄的功能，您必须佩戴合适的造口袋来收集排泄物。结肠造口者极大部分都使用粘贴型造口袋，但极个别大便成形的降结肠和乙状结肠造口者也许会使用非粘贴型造口袋。非粘贴型造口袋没有防臭功能、且一旦腹泻时就不能使用，否则会引致皮肤问题。

☆ 何时需要排空造口袋？如何排放造口袋里的粪便？

答：何时排放造口袋里的排泄物要视结肠造口排泄物的形态而定。较稀的当造口袋接近 1/3，最多不超过 1/2 满时就要排空，较固体的则应在每次排泄后排放。虽然结肠造口不能控制排泄，但粪便是不会不停地流出的。一般来说结肠造口患者每天只需排放 1~3 次。排放造口袋的排泄物时需注意以下几点：①体位：患者可采取坐姿（坐在座厕上、座厕旁）、站姿（站立在座厕前）、平卧位（体质弱需卧床者由家属或护理人员协助排空）；②露出造口袋：将衣服分开或卷起用夹子夹紧；③打开便袋夹；④排放：将粪便排进厕所内或胶带内。两件式造口袋的排放可以按照以上方法进行，也可以分离取下后排空。排放造口袋内粪便的手法为用手指从造口袋的上端向下挤压，使所有的粪便均能排空。

☆ 为何我的造口袋会鼓胀起来？

答：食物经消化系统消化吸收过程中，咽下的空气以及因食物在肠道菌群作用下发生酵解产生的气体，会从结肠造口排出进入造口袋，致使造口袋内胀满气体而鼓胀起来。

☆ 如何排放造口袋内的气体？

答：可以使用含碳片的造口袋，碳片具有过滤气体的功能。横结肠造口因造口排泄物为稀便，如使用带碳片的造口袋，碳片容易浸湿而失去功用，因此不建议使用有碳片功能的造口袋。使用非碳片开口袋者当造口袋内胀满气体时，可将便袋夹打开排放气体。

专家温馨提示

　　造口袋是粘贴于肠造口周围的皮肤上的，承受的力度有限，造口袋收集粪便过满，重力大容易造成造口袋脱落。因此，造口袋收集到 1/3 满最多 1/2 满时就要排放啦。

而造口袋内的气体收集过满不及时排放时，气体产生压力会从造口底盘渗漏出来而影响造口袋粘贴的稳妥性。一旦闻到粪臭气味，意味着您的造口袋密闭性能已经受到破坏了。

第二节　造口袋的更换

☆ 更换造口袋的最佳时期？

答：造口护理用品的更换标准因人而异，通常每隔5~7天须进行更换。造口底盘由于吸收水分泡胀会发白、溶解，底盘溶解后容易脱落。一般底盘从结肠造口边缘开始有1cm左右溶解时，正好是更换的时机。此外，夏天或运动后流汗较多时，可能需按比平常时间早1~2天进行更换。值得注意的是即使使用同一造口产品也会由于各人皮肤、发汗、排便情况的不同而导致使用天数因人而异，因此，必须根据各自具体情况找出适合自己的最佳更换时期。

☆ 更换造口袋前应准备哪些物品？

答：更换造口袋前应准备的必需物品，包括带厘米标识的尺子或测量圈、垃圾袋、清水、抽纸/卷纸、擦手纸/湿纸巾（最宜使用失禁皮肤清洁专用的纸巾，如成人洁肤巾）、造口袋一套（一件式或两件式）、部分造口护理辅助产品（如剪刀、便袋夹等）。必要时准备垫单、屏风、伤口敷料等。

☆ **怎样更换造口袋?**

答:①先将佩戴着旧的造口底盘 / 一件式造口袋除去(图3-1);②用清水清洗干净并抹干结肠造口及其周围皮肤(图3-2和图3-3);③测量结肠造口的大小(图3-4);④按结肠造口的形状及大小裁剪新的造口底盘(图3-5);⑤将底盘的胶纸撕除(图3-6),把造口底盘 / 一件式造口袋贴上即可(图3-7和图3-8)。如是两件式造口袋,最后套上造口袋。使用便带夹夹闭造口袋的开口(图3-9)。

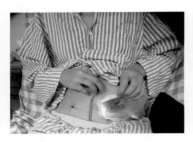

图3-1　撕除旧的造口袋

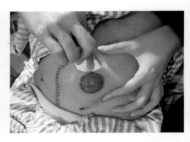

图3-2　清洁肠造口周围皮肤

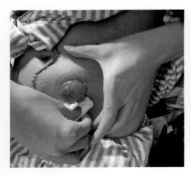

图3-3　抹干肠造口周围皮肤

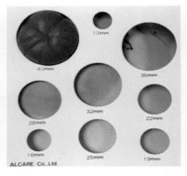

图3-4　测量肠造口的大小

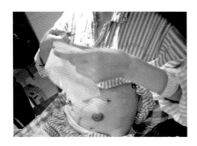

图 3-5　裁剪造口底盘

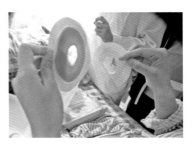

图 3-6　撕除造口底盘胶纸

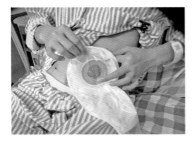

图 3-7　粘贴造口袋

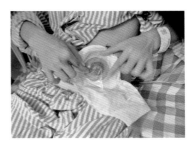

图 3-8　抚平造口底盘

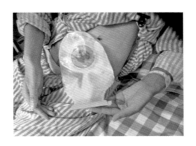

图 3-9　便带夹夹闭造口袋开口

☆ 撕除造口袋会损伤皮肤吗?

答: 按照护士教给你的方法进行正确的撕除一般是不会导致皮肤损伤的。撕离造口底盘时注意动作轻柔、由上而下,建议一只手按压皮肤,另一只手逐渐将造口底盘揭除(图3-1)。

☆ 更换下来的造口袋该如何处置?

答: 目前市面上绝大多数厂家生产的造口用品是不能溶于水的,所以每次更换下来的造口用品最好用报纸或胶袋装好放在垃圾桶内,不能将其丢在厕所用水冲走,避免阻塞厕所。

☆ 如何清洁结肠造口及其周围皮肤?

答: 使用湿纸巾(最好选用具有清洁、润肤、保护三合一作用的成人洁肤巾)或柔软的纸巾擦去结肠造口及其周围皮肤上残留的排泄物,然后使用湿纸巾/清水弄湿的纸巾擦拭结肠造口周围皮肤,抹洗顺序为由外到内,动作轻柔,以清洗干净为宜(图3-2)。清洁可以选择在沐浴时进行。清洁过程中注意必须将结肠造口周围皮肤残留的黏胶或防漏膏等清洗干净,否则将导致新的底盘无法与皮肤稳妥粘贴。

☆ 结肠造口及其周围皮肤需要使用消毒液消毒吗?

答: 结肠造口不是伤口,只是将排便通道从隐蔽的会阴部转移到腹壁,结肠造口及其周围皮肤均不需要使用消毒药水或棉花纱布来清洁,只需用柔韧的纸巾及清水来清洗即可。因为棉花及纱布除了价钱较昂贵外,质地也并不比纸巾好。选择纸巾时要选用坚韧柔软及不易溶于水的。大多数消毒药水会使结肠造口周围皮肤过于干燥而容易使皮肤受损。

☆ **更换造口袋时我怎样才能看清楚造口及其周围皮肤？**

答：更换造口袋时可选择站位或坐位进行，如这样的姿势还看不清楚结肠造口及其周围皮肤，可借助镜子帮助自己看清楚结肠造口及其周围皮肤情况。

☆ **为何粘贴新的造口袋前需要保持造口周围的皮肤干爽？**

答：造口底盘具有一定的吸收性能，一旦吸收饱和底盘就容易脱落。如结肠造口周围的皮肤不干爽，粘贴上去的底盘很快就将皮肤上残留的水分吸收饱和而脱落。

☆ **粘贴造口袋前需要将皮肤敞开 1~2 小时令皮肤休息吗？**

答：不需要。因为结肠造口无控制能力，排泄物随时可能排出而刺激结肠造口周围的皮肤并弄脏衣物。粘贴造口袋后能很好地收集排泄物，而且造口袋底盘的材料对皮肤具有亲和性能，不会刺激皮肤，清洗干净并抹干结肠造口周围皮肤后立即可以粘贴新的造口袋，不需敞开 1~2 小时让皮肤有休息期。当然，对于使用非粘贴型造口袋的造口者，如清楚自己排便较为规律且粪便较为成形可不需要 24 小时佩戴非粘贴型造口袋。

☆ **为何需要测量造口的大小？**

答：测量造口大小目的是使剪裁的造口袋开口大小适中，开口太大粪便容易浸泡皮肤，引起结肠造口周围皮肤出现粪水性皮炎;开口太小可致造口袋底盘开口处与结肠造口产生摩擦,引起并发症。尤其是结肠造口手术后早期,结肠造口常出现水肿,这是正常现象。水肿的结肠造口一般在术后6~8周回缩至正常,因此您会感觉到您的结肠造口在逐渐变小。所以最初每次更换造口袋时都需要测量结肠造口的大小以进行适当的剪裁,直至结肠造口不再发生变化,这样才能保证造口袋佩戴合适。

专家温馨提示

　　肠造口患者需要依照肠造口的形状或大小的改变,裁剪出一个合适的造口袋,以真正做到密不透风。造口袋的底盘上一般都设计有刻度,方便肠造口患者根据肠造口的大小裁剪适合的接口。

☆ **如何测量造口的大小?**

答:①圆形造口:测量直径;②椭圆形造口:测量最宽和最窄处;③不规则形结肠造口:图形或描摹法测量。

☆ **怎样才能避免将造口袋剪破?**

答:剪裁造口袋前将造口袋一面拉起(图3-10)或在造口袋内放置一张折叠的纸巾,就不容易剪破造口袋。

☆ **粘贴造口袋时应注意哪些问题?**

答:粘贴造口袋时应注意:①皮肤要干爽;②底盘与皮肤接触处不能有缝隙、皱褶;③粘贴后用手轻轻按压底盘,使造

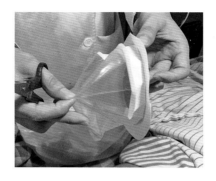

图 3-10　将造口袋一面拉起

口袋与皮肤粘贴紧密(图 3-7 和图 3-8);④气温低时,粘贴完毕后可用手轻轻按在造口袋上几分钟,使造口袋与皮肤粘贴更紧密。

☆ **造口袋的开口如何密封?**

答:造口袋的开口可根据自己的爱好选用便带夹、粘贴条或橡皮筋等来密封。使用便带夹时,将袋口上卷并夹起,夹的过程中要按住提口,以便扣紧夹子,夹好后检查夹子是否已扣紧,注意夹子的曲面朝向须符合身体体形;使用粘贴条密封时,将粘贴条的胶纸撕除后粘贴在袋口的底面,将袋口内卷2~3 次,最后将粘贴条按紧即可,注意按压的散边必须朝上,避免刺激皮肤;使用橡皮筋固定时,将袋口反折 2 次,再以折扇形状折叠,然后用橡皮筋扎紧。

☆ **为何每次更换造口袋时都要对结肠造口及其周围皮肤进行检查? 检查的主要内容是什么?**

答:检查是为了及时发现结肠造口及其周围皮肤是否出

现并发症。主要检查肠造口的高度是否较之前长或短(脱出或回缩)、结肠造口黏膜是否糜烂、结肠造口的缝线是否残留、结肠造口周围皮肤是否发红、破损、是否存在异常组织等。

☆ 粘贴的造口袋为何频频渗漏,怎么办?

答:正常情况下,粘贴的造口袋在合理更换期间内是不会发生渗漏的。一旦粘贴的造口袋发生频频渗漏,先自我检查裁剪的造口底盘大小是否恰当,如是否是底盘盖住了部分肠黏膜,是否在更换新的造口袋前没有将结肠造口周围皮肤残留的防漏膏或底盘黏胶清除干净,是此原因只要将结肠造口周围皮肤清洁干净就能缓解;另外还要分析是否因更换了不同型号的造口袋才出现此情况,如是这个原因应先更换回原来使用的产品,如还不好转,应回院检查;注意检查是否结肠造口周围皮肤已经破损,如皮肤已经破损,应及时回院处理。导致造口袋渗漏的原因有很多,若无法自行解决,应尽快回院就诊。

☆ 术后我能自己护理结肠造口吗?

答:大量研究表明,自我护理结肠造口的患者,能加快手术后的康复进程,能尽快地回复到以前的生活方式。如果患者自我护理结肠造口,他的自尊就能得以维持,这是患者重新融入社会生活的关键。因此,只要自己身体情况允许,就要自己护理结肠造口,不能总是依赖家属的照顾。有时候也许患者只能参与部分结肠造口护理,例如造口袋的排放,清洗,这也是很可喜的。结肠造口护理其实很简单,只要你的视力、手的灵活性良好,用心学习,有信心主动去参与护理,很快就能掌握结肠造口护理的方法。手术后,造口治疗师或临床管床护士会根据你术后的恢复情况,逐渐教会您结肠造口护理的整个操作程序的。

☆ **什么是 ARC 造口袋更换流程?**

答:ARC(即 Apply 佩戴,Remove 揭除,Check 检查)造口袋更换流程(图 3-11),是为了预防和减少肠造口周围皮肤问题的发生建立的一个标准的造口产品更换流程。强调在更换造口袋时,在揭除造口袋后,应快速检查底盘的黏胶层有无腐蚀和底盘覆盖下的皮肤是否正常。合理运用 ARC 流程可以帮助肠造口朋友们掌握正确的造口袋更换频率。

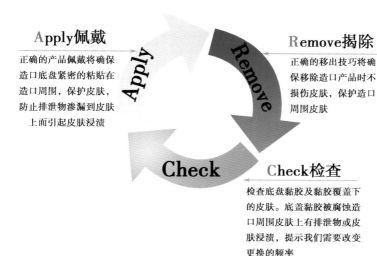

Apply佩戴
正确的产品佩戴将确保造口底盘紧密的粘贴在造口周围,保护皮肤,防止排泄物渗漏到皮肤上面引起皮肤浸渍

Remove揭除
正确的移出技巧将确保移除造口产品时不损伤皮肤,保护造口周围皮肤

Check检查
检查底盘黏胶及黏胶覆盖下的皮肤。底盖黏胶被腐蚀造口周围皮肤上有排泄物或皮肤浸渍,提示我们需要改变更换的频率

图 3-11 ARC 流程图

第三节　结肠造口灌洗

☆ **什么是结肠造口灌洗?**

答:结肠造口灌洗是经结肠造口将一定量的温水灌入结肠,刺激肠蠕动,从而在短时间内较彻底的清除结肠内的粪便,减少肠道积气的操作方式。

☆ **为何选择结肠造口灌洗?**

答:①通过结肠造口灌洗可减轻因结肠造口随时可能排便、排气的烦恼;②也可避免底盘粘上污物,诱发结肠造口周围皮肤问题;③通过结肠灌洗,造口护理用品(包括造口袋、造口底盘、造口附属产品)的使用可大为减少,从而减轻经济负担;④结肠造口灌洗处理得当,粪便可以在指定时间内排出,肠造口者便无须终日佩戴造口袋。对造口用品过敏者,以及在工作、社交及日常生活上不便佩戴造口袋的患者,这是处理肠造口排便的一种理想方法。

☆ **哪些人适合进行结肠造口灌洗?**

答:结肠造口灌洗法并不是每个肠造口患者都可以选择的排便方法。结肠造口灌洗法比较适合于永久性降结肠或乙状结肠单腔造口的患者,对其他的大肠或小肠造口并不适合。常规灌肠对于有规律性排便的患者效果最好,而对于经常有腹泻或者不规律排便者则效果不佳。

结肠造口灌洗除了受肠造口类型的限制外,更要看患者的居住环境、厕所设备、视力,手术后是否需要进行其他治疗等而决定,例如,家中最好有独立卫生间或房间,以方便患者进行隐蔽性操作。此外,还要视乎个人接受的程度,是否有充足的时间去完成灌洗过程,能否独立完成结肠造口灌洗操作并熟练掌握自然排便法(以防身体状况不佳或由于特殊情况不能使用结肠灌洗法时能自如转换成自然排便法)等。因此患者必须咨询医生和造口治疗师才能进行结肠造口灌洗。

☆ **结肠造口灌洗与肠道清洁灌肠有何区别?**

答:肠道清洁灌肠是利用水或药物清洗大肠,往往需要连续多次灌洗才能将肠道内的大便清洗干净,通常是肠道手术或检查前的准备;而结肠造口灌洗是利用水刺激大肠"自行"将大便排出。

☆ **什么时候可以开始结肠造口灌洗?**

答:由于结肠造口灌洗时必须保持一个小时左右的坐姿,以强制排便,所以要求患者须有一定的体力。进行此项操作前还要确保患者的肠道功能良好,能排出成形粪便。一般手术后患者需要进行化疗、放射治疗,这些治疗可能会影响肠道的功能和降低患者的体力,因此宜在术后所有相关治疗完成且患者体力恢复后才开始考虑选择结肠造口灌洗。结肠造口灌洗操作方法和时机需详细询问医生或造口治疗师。

☆ **怎样进行结肠造口灌洗?**

答:①物品的准备:结肠造口灌洗器材 1 套(图 3-12),温水(39~41℃的温水约 1000ml)、温度计(必要时)、润滑剂、纸巾、灌洗后佩戴 / 遮盖物。②注水:连接好灌洗装置(集水袋与灌洗圆锥头连接),将水注入集水袋中。③排气:打开流量控制器排尽空气。④调整水压:压力不宜过大,集水袋的液面离肠造口的高度约45~60cm(图3-13)。不管患者取站位还是坐位,一般集水袋底端与患者肩部齐平即可。如水压过高,会使灌洗液进入小肠,粪便排不干净,影响灌洗效果。⑤佩戴腰带和底盘、装上袖带(图3-14):撕下粘贴的造口用品/遮盖物,先清洁结肠造口及其周围皮肤;安装好底盘和腰带、装上灌洗袖带并把底端放进厕所或污桶内。⑥插入圆锥头(图3-14):将润滑的灌洗锥头从灌洗袖带的上端开口插入结肠造口内,并用手轻压固定灌洗圆锥头,预防灌洗液逆流(第一次灌洗时,应请造口治疗师用示指探查肠造口了解肠造口的方向,同时造口治疗师指导患者学会自探)。⑦灌洗(图3-15):打开调节器让灌洗液流入肠腔中,一般控制流速在100ml/min左右,流速过快会引起结肠痉挛。灌洗量成人一般500~1000ml。灌洗完毕把调节器关紧,拔除灌洗圆锥头(图3-16),用夹子将灌洗袖带的上端开口夹闭。⑧粪便的排出:粪便排出过程约20~30分钟。约15分钟后,大部分排泄物已经排出,可将灌洗袖带

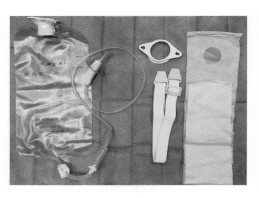

图3-12　灌洗器材

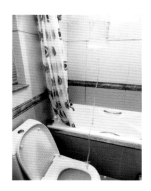

图 3-13 将集水袋挂于一定高度

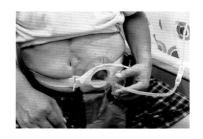

图 3-14 佩戴好灌洗袖带后插入圆锥头

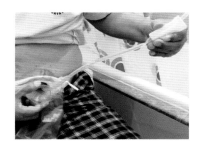

图 3-15 调整灌液速度

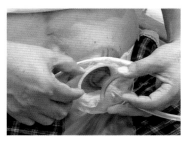

图 3-16 灌洗结束拔除圆锥头

的尾端扎紧起来活动,再等待 10~15 分钟后粪便基本会排泄干净。确定粪水完全排出后,除去袖带,清洁结肠造口并戴上造口用品/遮盖物。⑨整理:清洁好灌洗物品,晾干备下次使用。

☆ 宜在哪里进行结肠造口灌洗?

答:由于结肠造口灌洗时须用大量热水及处理排泄物,可以在卫生间或浴室内进行灌洗。

☆ 结肠造口灌洗的每个操作步骤所需的时间如何分配?

时间(分钟)	操作内容
10~15	灌洗前准备工作
5~10	灌入液体(根据医生/造口治疗师的建议)
3~5	灌洗结束后,轻按灌洗圆锥头压住结肠造口(即使有便意,也须忍耐)
15~20	排便(粪便和积气会间歇性陆续排出)
10~15	检查是否有后便出现(后便的排出情况因人而异,有的患者会没有后便排出,此时可灵活掌握,自行结束灌洗)
5~10	收拾整理工作(利用剩余的温水清洗结肠造口周围及灌洗袖带上的污物)
1~2	粘贴灌洗后用造口护理用品/遮盖物
合计约 50~70 分钟	温馨提示:刚开始采用灌洗法时,结束灌洗后会有一些疲劳感,最好能卧床休息片刻

☆ 外地的水可用作结肠造口灌洗吗?

答:结肠造口灌洗的效果并不在于用什么水来灌洗,而是在于灌洗的量及正确的方法。所以只要是清洁的水,便可用于结肠灌洗。若不能确保当地的用水是否清洁,较安全的方法是暂时佩戴造口袋收集肠造口排泄物。通常酒店的用水都适合作结肠灌洗用。

☆ 灌洗用品如何保养?

答:在残留有污物或水分的情况下保管灌洗用品时,灌洗圆锥头、集水袋的连接导管会发霉、变黑。因此灌洗用品必须在清洗干净后置于阴凉地方,使其自然晾干,待用。

☆ **结肠造口灌洗应注意哪些问题?**

答:采用结肠造口灌洗排便法,事前必须得到医生/造口治疗师同意。另外,实际操作前,必须认真接受造口治疗师或临床护士的指导;灌洗应选择在自己的日常生活中最为空闲的时间段进行,并尽可能保证每天都在同一时段内进行灌洗;饭后 1~2 小时内或空腹时不能进行灌洗。在完全掌握灌洗法之前,为了防止意外排便,必须佩戴自然排便用的造口用品以防万一。此外,刚开始采用灌洗法时,结束灌洗后会有一些疲劳感,最好能卧床休息片刻。

☆ **每天都需要进行结肠灌洗吗?**

答:开始灌洗的第一周连续每天灌洗。灌洗后应留意下次排便的时间,第二周开始可根据排便情况试行隔天灌洗。如每次灌洗后 48 小时才有大便排出,则表明应 48 小时灌洗一次。开始结肠灌洗大约 6 周内,每次灌洗后患者仍需佩戴合适的造口袋,预防在灌洗间隔时间内有粪便排出。

☆ **为何结肠造口灌洗液不能经结肠造口成功注入液体到肠内? 怎么办?**

答:虽然已经打开流量控制开关,但液体没有减少,有两个原因可导致此情况:①可能是灌洗圆锥头的尖端抵住肠壁造成堵塞,发生此情况时,可设法改变灌洗圆锥头的插入方向或者弯曲、转动身体,改变姿势。极度紧张不安时,需要放松自己。如果尝试了上述措施后,洗液仍不能顺利注入肠内时,必须停止灌洗,改日另行。②也可能是由于大便过硬,堵塞了肠道。可佩戴手套润滑示指,用示指将粪团抠出后再进行灌洗。

☆ **为何结肠造口灌洗时有腹痛现象?怎么办?**

答:由于灌洗液刺激肠道,会引起腹胀,这种情况无须担心。灌洗过程中要关注灌洗液温度和灌注速度,灌洗液过凉,注入速度过快时,会引起腹痛。发生此症状时先暂停灌入液体,再次检查灌洗液的温度和注入速度,等腹痛症状减轻之后,再重新开始灌洗。腹痛剧烈时,必须停止灌洗,必要时到医院就诊。

☆ **为何结肠造口灌洗过程中出冷汗,有不适感?怎么办?**

答:灌入液体速度过快,注入量过多时会引起此症状,另外,饭后立即灌洗或空腹灌洗也会引起不适。发生此情况时,须停止灌洗,卧床休息,可等身体恢复后再进行灌洗。如果不适现象持续的话,必须回院检查。

☆ **灌洗液注入完毕,取下灌洗圆锥头后仍无排便现象,怎么办?**

答:灌洗液注入完毕,取下灌洗圆锥头后仍无排便现象,如没有腹痛现象时,可考虑肠道缺水,灌入的水被肠道吸收了。此时即可结束当天的灌洗,事后粘贴造口袋以防粪便排出。但如果出现腹痛感,须回院检查。

☆ **为何结肠造口灌洗后 3~4 小时就有排便现象? 怎么办?**

答:正常情况下,结肠造口灌洗后粪便会马上排出,约

30~40分钟后粪便完全排空,直至下次进行结肠灌洗前结肠造口不会再排便。如果结肠造口灌洗后3~4小时就有排便现象,可能是灌入量过少。灌入量过少时,肠内大便不能全部排出,几个小时后,残余部分可能陆续排出。每次灌洗时要确保液体要全部灌入到肠腔里。如液体量没有减少情况下连续多次都发生过早排便现象,说明您不适合灌洗法。与其勉强实行灌洗法,不如重新使用自然排便法,使生活更为舒适、自然。

☆ 为何结肠造口灌洗时有出血现象? 怎么办?

答:由于结肠造口由黏膜构成,受到挤压、摩擦后容易出血。如因插入灌洗圆锥头时用力过大压迫结肠造口造成少量出血时无须担心,灌洗完毕使用皮肤保护粉撒在出血点,再轻轻按压就行,但如果出血过多、难以止住时则须回院处理。

专家温馨提示

　　结肠造口灌洗器每次使用后都需要清洗干净,为下次灌洗做好备用。对于经常外出的肠造口患者可能会觉得非常不方便。其实,解决此问题很简单,你购买一些圆头奶嘴和一次性灌肠袋,将圆头奶嘴套入肛管里制作成像结肠造口灌洗的圆锥头就可以灌洗啦,每次灌洗完丢弃可省去清洗的繁琐工作,且经济。

第四章　日常生活须知

第一节　饮食须知

☆ 结肠造口术后多久可以吃东西?

答:结肠造口手术后,当结肠造口有排气、排便,医生检查确认肠道功能恢复后,饮食就可以开始恢复。饮食应从流质 - 半流质 - 普食逐步过渡。术后 1 周进食少渣半流质饮食,切忌摄入易引起胀气的食物(如鲜奶,豆浆等)。2 周左右可进普食,注意补充高热量、高蛋白、低脂、维生素丰富的食品,如豆制品、蛋、鱼类等。注意少食多餐,每次进餐,不要过饱,七八分饱为宜。

☆ 饮食上需要注意哪些问题?

答:结肠造口患者在手术后应多吸收各类营养,促进身体康复。①患者可根据需要进食,无须忌口。虽然食物种类无限制,但要养成良好的进食习惯,不可暴饮暴食和不定时进食。暴饮暴食除增加排泄量及排泄次数外,更可能导致体重急剧增加,对结肠造口者不太适宜。②在尝试某种新食物时,最好不要一次进食过多,应吃少量,如无不良反应,下一次才多吃些。③日常应多吃新鲜蔬菜和水果,多喝水以保持粪便畅通。

☆ 进食时应注意哪些问题?

答:进食时应注意:①避免进食太快而吞入空气;②合上口唇嚼食物;③避免一面进食,一面说话;④避免一次性进食太多食物;⑤定时进食。

☆ 哪些食物容易引起腹泻?

答:结肠造口患者腹泻时从肠造口排出绿色或黄绿色的流质粪便,其中可能混有未经消化的食物。腹泻的原因很多,但主要是吃了不清洁的食物及饮品所致。此外,个别进食含乳糖的食物尤其是冻鲜奶后,肠道会有敏感反应而引致腹泻。食用含太浓烈香料的食物,或者旅游时饮用外地的食水,也可能引致腹泻。

☆ 哪些食物容易引起稀便?

答:容易引起稀便的食物有生冷水果和蔬菜、洋葱、咖喱、酒、辛辣食物、高脂肪或高糖的食物。

☆ 哪些食物容易产气过多?

答:肠道产气过多,在造口袋内积聚会使造口袋鼓起而引起结肠造口者的尴尬和自卑感。某些食物、水果、饮料会增加肠道内产气:①高淀粉类食物:萝卜、土豆、红薯、芋头、南瓜、板栗等;②豆制品;③蔬菜水果类:洋葱、卷心菜、芥菜、黄瓜、青椒、韭菜、豌豆、萝卜、苹果、西瓜、哈密瓜、花椰菜、甘蓝菜、青葱、酸泡菜等;④巧克力;⑤碳酸饮料、啤酒等。某些行为如嚼口香糖、吸烟、进食时说话也能使肠道内气体增加。因此,在进食时宜细嚼慢咽并少说话以防吞咽空气。

☆ 哪些食物容易产生异味？

答：不良气味的散发可能是结肠造口者最头痛的问题。容易产生异味的食物有玉米、洋葱、鱼类、蛋类、大蒜、蒜头、芦笋、卷心菜、花椰菜、香辛类的调味品等。多喝去脂奶或酸奶，使用含叶绿素高的绿叶蔬菜有助于控制粪臭。如臭气相当明显，还可以内服次碳酸铋、活性炭、叶绿素片等。但应注意，服用这些药物后可能会引起大便颜色的改变。

☆ 外出旅行时饮食方面须注意哪些问题？

答：外出旅行时饮食方面应该留意一些新奇或以前没有吃过的菜谱，最好吃饭前能弄清楚它们的用料，避免胃肠不适。在长途旅程中，饮食后不要长时间留在交通工具的座位上，饮食时也不要谈话太多，因为这样都会增加肠道内的气体。因各地的饮水中矿物质含量不一，个别患者可能在饮用后会引起肠胃不适，如遇到此情况，可改为饮用蒸馏水。

专家温馨提示

肠造口手术后仅仅是排便的部位和习惯改变而已，肠造口患者原消化吸收功能并未完全丧失。因此，肠造口患者不必为饮食而烦恼。如果肠造口患者无糖尿病、肾病、胃病、心血管疾病等需要特别注意限制饮食外，只需要在平时生活中稍加注意，掌握饮食规律，就能和手术前一样享受美味食品。

第二节　运 动 须 知

☆ 我还能像手术前一样做些喜爱的运动吗？

答:可以做一些不太剧烈的运动,如打太极拳、散步、做体操、缓步跑、快步走等,其中最简单最易实施的锻炼方法是散步,它可以改善血液循环、促进新陈代谢,提高机体的免疫功能。待体力恢复后,便可将运动量增加,年轻人可做些较吃力的运动,如游泳、骑单车、划艇等。但应尽量避免贴身或导致碰撞的运动,如摔跤、球类运动、拳击、跳水、蹦极等以免结肠造口受损。避免举重运动以减少造口旁疝、脱垂的发生。

☆ 运动前需要特别准备吗？

答:进行轻松运动前并不需要什么准备。若进行较剧烈的运动,如预防身体过度屈曲而令造口底盘松脱,可选用黏性较强的造口袋,同时佩戴造口腰带,以防造口底盘渗漏。

☆ 运动时需要保护结肠造口吗？

答:一般运动(打太极拳、散步、做体操、缓步跑、快步走等)不需要保护,但做一些引起腹部压力增大的运动时需加以保护,以预防造口旁疝及造口脱垂的发生,可佩戴造口弹力腹带。进行球类运动时,可佩戴自制肠造口保护盾(如肥皂盒,碗等)来保护肠造口,以免受损。

☆ 我可以游泳吗？游泳时需要注意哪些问题？

答:可以的,结肠造口手术后,如您的伤口完全愈合、身体恢复良好就可以游泳。游泳前宜清空造口袋或换上迷你式造口袋,造口底盘四周以防水纸胶粘住,这样可尽量减少对造口底盘使用天数的影响。泳衣宜选用一件连身式,目前国内尚无结肠造口患者专用的泳衣,您只能选择普通的泳衣,选择的泳衣宜将造口袋遮住,泳衣颜色上您不宜选择白色透明的,这类色泽的布料浸湿后易显现造口袋的外形。

☆ **我的坐姿与手术前有什么不同吗?**

答:结肠造口术后可选择自己认为舒适的坐姿,肛门被切除者,臀部比较空而且伤口未完全愈合,常会感觉坐位时疼痛不适,取坐位时可以使用软枕或气垫以缓解疼痛。部分患者结肠造口位置在端坐时易产生折痕,进而容易导致渗漏发生,坐位时可选择有靠背的椅子,靠着椅背坐,有利于减少渗漏机会。

第三节 沐浴、睡眠与衣着

☆ **我可以沐浴吗?沐浴时需要注意哪些问题?**

答:可以的。当手术的切口已愈合,无论是粘贴着造口袋还是揭除造口袋均能与正常人一样轻轻松松地沐浴。通常沐浴过程中水不会进入体内,也不会影响造口袋的使用时间和身体的康复。尽量采用淋浴,同时选择中性沐浴液进行清洗。需要更换造口袋时,可先揭除一件式造口袋 / 两件式造口袋(造口底盘和造口袋)后直接淋浴,淋浴结束后再贴上新的造口袋。不更换造口袋时,最好先将造口袋排空,并配合使用塑料胶带将造口袋套好(图 4-1);在造口底盘的边缘贴上防水胶布,以免沐浴时水渗入底盘,影响底盘的稳定性;同时将造口

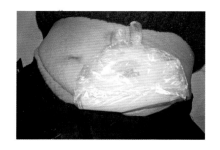

图 4-1　塑料胶袋套住造口袋

袋折起用胶布粘在皮肤上或用保鲜袋包裹,淋浴时就比较方便,淋浴后可用柔软的毛巾将造口袋外层的水珠抹干即可。

☆ 我的睡姿与手术前有什么不同吗?

答:睡觉的时候,可以随意卧位,但为了粪便的收集,尽量多采用结肠造口侧卧姿或平卧位。俯卧位容易压伤结肠造口,因此,有俯卧位睡觉习惯者应改变习惯,改为平卧位和侧卧位。

☆ 我最宜采取哪种姿势起床?为什么?

答:起床的时候,避免腹部压力增加,宜先转身到结肠造口的一侧借助肘关节用力起床,并用手按住结肠造口部位以减轻结肠造口局部的压力(图 4-2),预防结肠造口旁疝和脱垂的发生。

☆ 我的衣服需要特别制作吗?

答:不需要重新制作,穿回手术前的服装即可。不少结肠造口者会担心别人观察到自己挂有造口袋,故刻意穿着松身衣物。其实如定时清理造口袋令它不鼓胀起来,穿着平时的正常衣物足以遮盖小小的造口袋,旁人是难以得悉的。选择

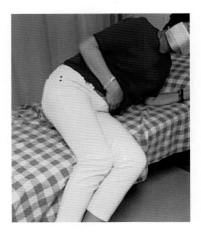

图 4-2 起床姿势

对结肠造口无直接压迫的正常衣着,避免穿紧身衣裤,以免摩擦或压迫结肠造口,影响结肠造口的血液循环。

第四节 工作与社交

☆ 我仍然可以工作吗?

答:当然可以。结肠造口不是一种疾病,因此不会影响您的工作。手术后一般需要一段时间来康复,特别是肿瘤患者。当身体完全恢复之后,结肠造口者可重返工作岗位,但要避免重体力劳动,尤其是术后第一年,应避免举重或提重物以免腹压增高使结肠造口肠管脱出。必要时可佩戴造口弹力腹带加以预防造口旁疝的发生。同时在工作中注意劳逸结合,不要熬夜和过于劳累。

☆ **我仍然可以参加娱乐活动吗？活动时应注意哪些问题？**

答: 当然可以。结肠造口者不是患者,更不是传染患者,当他们身体体力恢复、掌握结肠造口的护理方法后,就可以正常地进行社交活动,如喝茶、吃饭、外出等,外出时可更换不透明闭口造口袋,但要注意在化疗期间不要到通风不良及人多的酒楼,以免引起感染。为了减少夜晚外出时粪便的排出,白天可适当减少进食含纤维多的食物和减少进食量。注意多结交结肠造口朋友并与他们保持联络,积极参加各地举办的造口人联谊会的活动,与结肠造口朋友沟通交流结肠造口护理的经验和体会,以减轻孤独感,激发自己面对结肠造口的勇气,这对促进患者的身心康复有积极的作用。

☆ **我可以外出旅行吗？**

答: 当然可以。旅游是有益身心的事,随着人民生活水平的提高及造口护理用品的多样化,结肠造口人士走出家门游览祖国的美好河山,甚至出国观光的美好愿望都是可以实现的。结肠造口不会妨碍旅游,无论坐船、飞机、火车,对结肠造口者均不会有影响。

☆ **旅行时应注意哪些问题？**

答: 结肠造口者旅游时应注意:①路程的选择:要遵循由近到远、由易到难的原则逐步进行。这样可以使自己逐渐适应在外生活与在家生活的不同,更有利于逐步克服结肠造口带来的一些意想不到的问题。②物品准备:首先准备充足的造口袋,要比平时用量稍大,以应付意外发生(如水土不服,会有腹泻的情况发生)。应将一部分造口袋随身携带,以便随时更换,并将其余的分别装在不同的行李箱内,千万不要全部托运,以免行李箱丢失时无袋可换;最好佩戴造口腰带,因为在旅途中会做出比平时多的身体运动,佩戴腰带会更安全;在飞机上由于压力的变化,胃肠气会增加,宜使用开口袋或配有碳片的造口袋,除臭过滤碳片可解决胃肠排气所带来的臭味;造口袋不能减轻旅行者系安全带时对结肠造口部位的压迫,备一小垫子将能保护结肠造口;平时习惯进行结肠灌洗者,如果所住的地方允许(必须有洗浴设施),旅行时只要带一套灌洗器材及几个袋子就可以了;随身携带常用的止泻药和抗生素;最好养成随身自备一瓶矿泉水的习惯,这样既可以保证饮水便捷,也可在有意外时用于冲洗;无论到哪旅游,最好能事先了解当地造口治疗师及造口用品经销商的情况,以便出现紧急情况时能够得到及时的帮助。③饮食选择:注意饮食卫生,尽量不改变饮食习惯。尝试新品种的食物时,应尽可能少食,以免引起腹泻。不易消化、产气较多或有刺激性的食物应尽量避免食用,如粽子、汤圆、壳类的瓜子、花生、含碳酸饮料(啤酒、可乐)、辣椒、咖啡、洋葱等等。

专家温馨提示

出门旅游和活动对结肠造口患者来说不算难事,而且定期的出去散心还有助于陶冶身心,减轻心理压力,对术后的康复来说是有利无害的。不要因为结肠造口而有所畏惧,也不要因为结肠造口而错过与家人出游的美好时光。结肠造口朋友们,做好准备工作,放心大胆的迈开步子,出门吧!

第五节　性　生　活

☆ 我可以过性生活吗？

答：可以，但手术后 3 个月内禁止过性生活，3~6 个月后可逐渐尝试。结肠造口术的患者可能存在器质性或心理性性功能障碍，术后早期性康复重点应放在患者及配偶对结肠造口的心理适应、结肠造口护理技能训练和体力的恢复上，帮助患者正确认识性生活与原发病及结肠造口的关系。随着结肠造口者生理状况和心理条件的不断完善，性生活也可逐渐恢复。结肠造口者若在性生活方面出现任何问题，都应与医护人员商讨。

☆ 性生活对身体有害吗？对性伴侣有影响吗？

答：性行为是正常的生理活动。所以，在结肠造口手术后，性行为是不会对身体有损害的。同时，在生理上对性伴侣也是没有影响的。

☆ 性生活时注意哪些问题？

答：适当的性生活对结肠造口患者术后的康复、自信的确立、生活质量的提高无疑是有益的，但要注意以下几点：①学会营造浪漫的气氛，女性可使用少许香水，偶尔安排外宿，常会有强烈的感受和意想不到的效果；②不要把所有注意力都放在结肠造口上，互相爱抚、欣赏，尽情享受性生活的乐趣；③性生活之前应注意检查底盘的密闭性，排空或更换造口袋。女性患者可选择闭口袋或迷你型造口袋，减少对配偶的刺激，也可佩戴小型造口袋套(图 4-3),同时可采用腹带约束覆盖结肠造口处,这样既可预防造口袋脱落,又可使患者有安全感;④在性交过程中可尝试各种不同的姿势,以选择最舒适、最合适的方式,原则是不直接压迫结肠造口,一般性交时造口者宜位于上方或侧卧的姿势,女性可使用润滑剂,采用在上位的姿势,以减轻阴茎对阴道后壁的撞击痛。

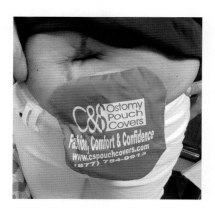

图 4-3　佩戴小型造口袋套

☆ 结肠造口手术对性功能有何影响?

答:结肠造口手术大多数不会对性功能造成影响。但是,在切除直肠、肛门等器官内肿瘤的手术,因涉及控制生殖器官的神经丛及血液系统,便可能会影响性功能。在女性方面这影响不大,在男性方面则可能会造成阳痿或逆行射精等问题。

☆ 结肠造口手术后,阴茎不能勃起,是何原因?

答:手术后阴茎不能勃起或对性刺激失去反应,其中原因很多,包括生理、心理及两者共同的因素。

① 生理方面:伤口未完全复原,特别是会阴伤口在勃起时可能引致疼痛,所以便压抑了勃起的功能;手术对性功能的影响,切除神经丛或割扎血管等都会影响性功能,有时腹盆腔放射治疗或药物治疗也会造成某种程度上的阳痿。

② 心理方面:手术前与伴侣的感情关系。如与伴侣在手术前已不和睦,肠造口便成为不愿意行房的借口;有些肠造口者手术后过于自卑,愚昧地认为自己是残缺的;对性行为错误的认识,如个别患者认为性行为会对手术后身体的健康有影响,或认为在性行为中会传染肿瘤给性伴侣;对性行为表现太急切,如男性肠造口者在手术后过于急切表现自己的性功能已经恢复手术前的状况,往往会导致不能勃起的反效果。

鉴于上述众多因素,如在手术后发生性生活上疑难,首先应排除心理上的压力及不正确的理解和推论,然后咨询相关的医疗专家。其实,夫妻在性生活方面的和谐,是有赖于互相的谅解和关怀,而不单是在性交上的表现。

专家温馨提示

　　"性"作为人类日常生活中重要的一部分,不仅有着繁衍子孙、传宗接代的作用,而且还会影响个体自我形象、自尊、自信。虽然"性"是个私密的话题,但出现"性"问题后,不必沉默,勇敢的寻求专业人士的帮助是有利而无害的。

第六节 生 育

☆ 结肠造口的女性可以生育吗?

答:如果手术中没有切除卵巢、子宫、阴道等生殖器官,或手术后的放射性治疗没有影响到上述各生殖器官的功能,生育能力是没有受到影响的。事实上很多女患者接受结肠造口手术后仍有生育。

☆ 结肠造口手术后多久才可以生育子女?

答:手术后身体状况恢复正常便可以生育。但应考虑结肠造口患者的年龄、病因、疾病复发的机会及手术后是否需要接受辐射治疗或药物治疗等因素。此外,结肠造口者还需要考虑照顾自己的结肠造口及日常生活外,能否再兼顾一个新出生婴儿。所以,适当的生育时间因人而异,并且在生育前要彻底地考虑及作出妥善的安排。

☆ 女性结肠造口者孕期应注意哪些问题?

答:女性结肠造口者怀孕后除了要关注正常妇女所易发生的妊娠问题外,还要注意结肠造口对妊娠的一系列影响并采取相应的保健措施。①规律检查:定期产检是妊娠妇女必不可少的保健措施。结肠造口妇女除了要关注胎儿发育及自身脏器功能外,还要注意妊娠对结肠造口的影响。因此要定期找胃肠外科医生或造口治疗师进行检查。②肠造口护理:随着妊娠的进展,肠造口可能会发生不同程度的脱垂,肠造口形状、肠造口直径也会发生改变,腹部皮肤变油,造口袋更换频率增加。肠造口形状发生改变后,造口袋裁剪形状也要跟着改变。每次更换造口袋时,要彻底清洗结肠造口周围皮肤以延长造口袋粘贴时间。对于因腹部膨隆而影响造口护理视线的患者,宜借助于足够长度的镜子或由家属帮忙粘贴袋子。另外,妊娠过程中肠造口血供增加,容易出血,肠造口护理时动作要轻柔,避免摩擦,注意观察并及时报告肠造口出血情况。

☆ **女性结肠造口者可以喂饲母乳给婴儿吗?**

答:可以的。这与普通妇女无区别。疾病如肿瘤等是不会由母乳传染的。但因婴儿的索食时间不定,哺乳母亲的体力支出便会增加,哺乳期间也可能与自我护理结肠造口的时间发生冲突,所以如果进行喂饲母乳,母亲一定要有良好的健康并且已能熟练地应付自己的结肠造口护理问题。

专家温馨提示

从宗教、社会学层面来说,怀孕是妇女一生中极其重要的事件,能否成功分娩在一定程度上决定了患者术后的家庭能否圆满。结肠造口手术虽然改变了患者的排泄途径,但是术后只要患者保持乐观积极的心态,多与外科医生及产科医生沟通,再通过外科医生、产科医生及造口治疗师的共同努力,无并发症怀孕及自然顺产也是可能的。

第一节　结肠造口患者常见问题及应对

☆ **为何结肠造口的颜色会变黑,怎么办?**

答: 正常结肠造口的颜色像嘴唇黏膜,为红色或牛肉红。当结肠造口的颜色转变为紫色提示结肠造口的血供已经受阻,严重缺血时会转变为黑色,甚至有腐臭味(图 5-1)。结肠造口缺血临床上较为少见,常发生于术后早期,住院期间医护人员会密切观察,一旦发生会及时给予相应的处理。出院后如突然发现结肠造口的颜色发生改变时应及时回院就诊。

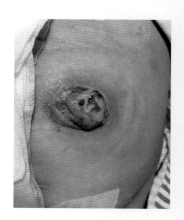

图 5-1　结肠造口缺血坏死

☆ **清洁时结肠造口发生少量渗血,怎么办?**

答: 少量出血是正常的,因肠造口与皮肤连接处有很多微血管,轻微摩擦可以引起微血管少量出血。出血时用纸巾轻轻按压出血之处即可,或将皮肤保护粉喷涂少量,轻轻按压也能止血。但如结肠造口清洁时发生不断渗血,应及时到医院就诊查明原因。常见的原因往往是结肠造口护理不当或经常摩擦而导致肠造口黏膜炎症水肿(图 5-2),这种情况,一旦受刺激即发生出血(图 5-3)。如行横结肠造口术后将近 2 个月的钟先生,因错误认为横结肠造口黏膜上沾污着粪便会导致感染,因此横结肠造口每次排泄粪便后都要求其妻子用小毛巾大力擦洗,因而导致其横结肠造口肿胀、糜烂,之后其横结肠造口频频发生出血。肠造口黏膜接触粪便是不会引起感染的,无须时刻给予清洁,仅在更换造口袋时进行清洁就可以,同时宜采用抹洗的方式,避免大力擦洗。

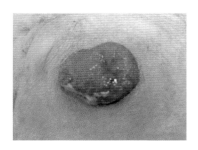

图 5-2　结肠造口黏膜炎症水肿

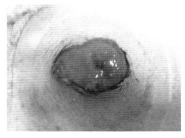

图 5-3　结肠造口黏膜炎症水肿受刺激出血

☆ **造口袋收集到血液,怎么办?**

答:当发现造口袋内收集到血液时(图 5-4),不要紧张。如在住院期间发生,应及时报告值班医护人员,同时注意观察血液的颜色、量,是否正在出血。如在家里发生,居家处理措施包括:撤除造口袋,将结肠造口及其周围皮肤清洁干净,检查是否有出血点,如发现出血点用纸巾轻轻按压出血之处即

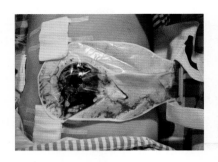

图 5-4   结肠造口渗血

可,或将皮肤保护粉喷涂少量后再按压也能止血。如经处理后仍出血,需到医院就诊。如揭除造口袋后检查结肠造口局部无出血点,血液是从结肠造口内流出,不排除消化道出血,应及时回院进一步检查。

☆ **为何起床后我的结肠造口变得越来越长,怎么办?**

答:医学上把这种情况称为肠造口脱垂(图 5-5)。平卧时腹肌松弛,脱垂的肠袢会逐渐回复,而起床后腹压增高,脱垂的肠袢又会外伸。发生这种情况请尽快回院诊治,以免脱垂加重。多因腹部压力突然剧烈增高而发生。马女士,因宫颈癌侵犯大肠行横结肠袢式造口术后化疗第 3 疗程后,发生呕吐后发现横结肠袢式造口的远端肠袢脱出。因此,日常生活中需要做好预防,如起床时宜侧卧位,用肘关节的

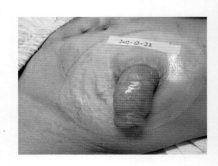

图 5-5   结肠造口脱垂

力支撑起床,起床的同时用另一手按压在结肠造口上,避免增加腹压和结肠造口局部的压力;咳嗽、打喷嚏、呕吐时用手按压结肠造口部位;避免提举重物;保持大便通畅,预防便秘等。

☆ **为何结肠造口黏膜上有小肉芽,一碰就容易出血,怎么办?**

答:这是肠造口并发症肉芽肿(图 5-6),多因结肠造口的缝线残留刺激而引起,个别也会因造口底盘裁剪过小,长期刺激而引起。发现此情况,不需急诊,空闲时回医院找造口治疗师或医生处理就行。

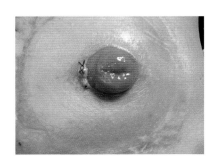

图 5-6　结肠造口肉芽肿

☆ **结肠造口排便细条状且开口越来越窄,怎么办?**

答:这种情况是肠造口狭窄。张女士因低位直肠癌行乙状结肠造口术后 1 年多,术后早期曾发生过肠造口缺血坏死,创面愈合后发现排便细条状,结肠造口开口越来越小,每天需要手挤压结肠造口周围才能排出大便。张女士的情况是由于肠造口开口变窄而引起。像张女士这种情况通常需要在造口治疗师或临床医护人员的指导下采用示指或扩张器来扩宽肠造口,以便保持大便的通畅。严重时尚需重新行肠造口手术。

第二节　肠造口周围问题及应对

☆ 为何粘贴底盘的皮肤发痒和发红,怎样预防和处理?

答:患者由于对造口袋底盘的黏胶或造口袋材质过敏而引起的皮炎(图5-7)。造口袋粘贴的部位或造口袋所接触的皮肤呈现红斑、温热,范围通常与造口底盘或造口袋的形状雷同;若过敏反应剧烈时,则会出现皮肤痒、水疱,甚至皮肤发红的灼热感。发

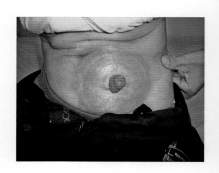

图 5-7　过敏性皮炎

生过敏后,使用抗过敏药膏外涂患处 5~10 分钟,待药物吸收后再使用清水将药膏清洗干净,粘贴造口袋(应更换其他类型的造口袋)。如无好转应及时回医院找造口治疗师或皮肤科医生给予诊治。

☆ 为何结肠造口周围皮肤会损伤?怎样预防和处理?

答:当结肠造口周围皮肤出现红、甚至破损时,可能已经发生了粪水性皮炎(图5-8)。粪水性皮炎是由于肠造口排泄物持续刺激皮肤引致表皮脱落所致,常见于造口袋选择不恰当、造口护理不当如造口袋粘贴不稳固等造成粪便渗漏而发

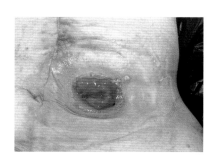

图 5-8 粪水性皮炎

生。主要表现为结肠造口周围皮肤的红斑、甚至溃疡。发生粪水性皮炎后宜尽快回医院找造口治疗师或临床护士给予诊治。溃疡的皮肤,轻微的可以使用皮肤保护粉处理,严重的要按照伤口的创面处理方法进行处理。但必须解决主要原因才能避免皮炎的加重和再次发生。

☆ 为何结肠造口周围皮肤出现疣状小结节,怎么办?

答:结肠造口患者发生这种情况很少见。多因皮肤经常受到排泄物的刺激而引起的,此并发症是增生(图 5-9)。宜尽

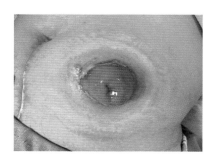

图 5-9 增生

快回医院找造口治疗师进行进一步确诊,给予恰当处理。一般处理得当,很快就能消退的。

☆ **为何结肠造口周围会隆起,怎么办?**

答:您的结肠造口周围皮肤隆起,左右腹部不对称,通常是因腹部肌肉薄弱或不断腹压增加等原因导致一部分肠管突出至皮下组织,称为造口旁疝(图 5-10)。发生此情况宜尽早采取治疗。如患者平躺腹部肌肉松弛后,造口旁疝能回纳者可在造口治疗师或医生的指导下佩戴造口弹力腹带(造口旁疝无法回纳者则不能采用)预防加重,且日常生活中要避免提举重物等增加腹压和结肠造口局部的压力;咳嗽、打喷嚏、呕吐时用手按压结肠造口部位;保持大便通畅,预防便秘等,严重时需要手术治疗。注意观察是否发生腹痛、腹胀、肠造口无排气、排便情况的发生,一旦发生应及时回院就诊。

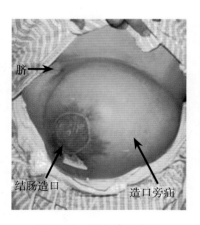

图 5-10 结肠造口旁疝

☆ 为何结肠造口周围皮肤会出现肿块？怎么办？

答: 如您是大肠肿瘤原因而行结肠造口手术的,可能是肿瘤复发并转移到结肠造口周围的皮肤上,发现肠造口周围不明原因的肿块(图5-11)应尽快到医院进行进一步的检查和诊断,以免延误病情。同时,清洁结肠造口周围皮肤时避免刺激,以免发生出血。粘贴造口袋时要注意尽量同时将粪便和肿瘤创面的渗液一起收集。家里备止血药物,一旦肿瘤刺激发生出血时应立即撒上止血药物后加压止血。

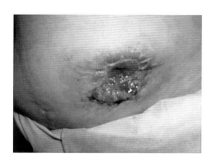

图 5-11　肿瘤转移

第三节　排泄问题及应对

☆ 结肠造口手术后,我的肛门被切除,为何仍有便意感？

答: 有的患者在切除直肠和肛门后多年,仍有便急的感觉,这并非因为有部分肛门遗留在体内,而是一种幻觉,也就是患者有幻觉认为被割除的直肠及肛门仍然存在。大部分患者在手术后很快便没有这种感觉,但也有些患者在术后较长的一段时间内仍保留这种感觉,这是正常的。但如便急感觉形成疼痛则是不正常的,需及时就诊。

☆ **已有结肠造口了,为何未切除的肛门仍会排出黏液或粪便?**

答:因为直肠及肛门没有切除,会有便意感,保留的直肠黏膜分泌黏液,为透明或浅黄色,会从肛门排出。同时,如行结肠袢式造口的患者,如结肠造口近端排出的粪便稀薄时也可能流入远端肠袢,通过肠道的蠕动经肛门排出体外。因此,已有结肠造口了,未切除的肛门仍会排出黏液或粪便是正常现象,不用担心。

☆ **结肠造口排泄物和粪便有分别吗?**

答:结肠造口排泄物其实就是粪便,但因结肠造口位置的不同,排泄物的形态便有分别。

☆ **为何会发生便秘? 怎么办?**

答:结肠造口者发生便秘主要表现为结肠造口排出粒状、较硬的粪便。便秘多由于进食纤维素食物较少或饮水过少所致。精神压抑和一些药物(如氢氧化铝、碳酸钙以及吗啡类药物等)也可能会引致粪便过硬。发生便秘时请不要着急,尝试增加饮水或饮果汁量、大便软化剂或牛奶、调整饮食结构,多吃蔬菜水果及粗纤维食物。如果上述方法无效,应立即到医院诊治。X 光检查是否出现狭窄或梗阻,如无上述问题可以灌肠清除硬便。如出现严重腹胀、疼痛、呕吐等梗阻症状体征,可能需要手术治疗。

☆ 便秘时为何不宜食用番石榴?

答:番石榴的营养物质丰富多样,含有丰富的蛋白质、多种维生素、矿物质及膳食纤维等,但是番石榴性涩,有止泻功能,所以便秘的人吃多了番石榴便秘会更严重,特别是由于上火、胃肠火热引起的便秘。此外,番石榴籽不利消化,这也是加重便秘的原因。

☆ 食用哪些水果对改善便秘有帮助? 食用时需注意哪些问题?

答:结肠造口者保持大便的通畅很重要。大便过硬,排出时很容易引起结肠造口出血,长期便秘也容易引起结肠造口的脱垂。很多水果对改善便秘很有帮助。常见的有:①橙:橙子所含纤维素和果胶物质,可促进肠道蠕动,有利于清肠通便,排除体内有害物质。橙中的有机酸会刺激胃黏膜,造成胃不适,所以饭前或餐间空腹时不宜食用,否则容易引起胃痛等肠胃不适症状。橙若与牛奶等高蛋白质食材同时食用,蛋白质遇酸会凝固,造成消化不良且影响蛋白质的吸收,应尽量避免。②香蕉:香蕉中含有天然的抗生素,可以抑制细菌繁殖,还可以增加大肠里的乳酸杆菌,促进肠道蠕动,有助于通便排毒。空腹的时候,不适合吃大量的香蕉。因为香蕉含镁,突然大量摄取会造成血液中镁含量大幅增加,容易影响心血管的正常运作。香蕉性寒,大便溏薄,风寒感冒咳嗽,月经来潮期间忌食。③草莓:草莓含有大量果胶和纤维素,可促进胃肠蠕动,帮助消化,改善便秘。草莓中的鞣酸会阻碍蛋白质与铁质吸收,食用草莓时与食用前后,都应避免食用高蛋白与高铁食物,避免营养素无法有效利用。又形成凝结物,引起胃肠不适。

④百香果:百香果含有丰富的纤维素,具有通便的作用。腹泻或腹痛者不宜食用,以免加重症状。⑤猕猴桃:猕猴桃中含有优质的膳食纤维和丰富的抗氧化物质,能够发挥清热降火、润燥通便的作用,还可以有效地预防和治疗便秘。⑥柚子:柚子维生素 C 的含量丰富,而且纤维含量也很多,可润肠通便。但食用后易产生饱胀感,因此,每次食用量不宜太多。⑦梨子:梨每百克含有 3 克的纤维素(多为非可溶性纤维),能帮助预防便秘;同时梨中的果胶含量很高,有助于消化、通利大便。吃完梨子后,最好不要大量饮用开水,否则容易拉肚子。⑧哈密瓜:哈密瓜性质偏寒,还具有利便益气的功效,适宜便秘者食用。⑨西瓜:一般来说对于便秘的患者体质都比较热,从而造成体内津液缺乏造成便秘,而西瓜是补充津液的良品,并且西瓜寒凉,可以降低患者体内的虚火,西瓜还是润肠通便的最好水果,对便秘的治疗有非常好的辅助作用,但是不能多吃,容易引起腹泻。⑩火龙果:火龙果中含有各种酶和不饱和脂肪酸及抗氧化物质,有助胃肠蠕动,达到润肠效果,对便秘有辅助治疗的作用。但火龙果属寒凉食物,体质虚寒者、腹泻者应少吃。

☆ 食用哪些水果对改善便秘和腹泻都有帮助? 食用时需注意哪些问题?

答:苹果。苹果是众所周知的健康水果。具有健脾胃、止泻、顺气、消食润肠的功效,其所含的膳食纤维能促进肠道蠕动,帮助排便。苹果中果胶具有通便和止泻的双重功效。苹果因含钾而对高血压患者极有助益,但钾会造成肾脏负担,肾病患者应减少食用量,以免症状恶化。糖尿病患者也需注意苹果中的糖分可能造成血糖升高,食用时要仔细计算糖分摄取是否过量。

☆ 食用哪些叶菜对改善便秘有帮助？

答：蔬菜中主要以叶和嫩茎供食用的称为叶菜。常见对便秘有改善的叶菜有：

①上海青：又叫上海白菜、苏州青、青江菜、青姜菜、小棠菜、青梗菜。上海青含有膳食纤维有助于肠胃蠕动，有利于排便。②番薯叶：番薯叶中含有很多的纤维素，对于胃肠蠕动很有帮助，所以在便秘的时候选择番薯叶作为主材料是一种不错的食疗方法。胃酸过多者忌食。③莴苣：莴苣中的酶能促进消化，便秘者宜多吃。④韭菜：含有丰富的膳食纤维，可以促进肠胃的蠕动，帮助消化，可预防习惯性便秘，还能将消化道中的某些杂物包裹起来，随大便排出体外，所以在民间被称为"洗肠草"。⑤通菜：通菜中的膳食纤维可促进肠胃蠕动，改善便秘、宿便等问题。⑥油菜：油菜中含有大量的植物纤维素，能促进肠道蠕动，增加粪便体积，缩短粪便在肠腔停留时间，预防肠道肿瘤。⑦芥菜：芥菜的维生素B群有助于血液循环，协调神经和肌肉运作，膳食纤维可促进肠胃蠕动。手脚冰凉、便秘困扰者宜多吃。痛风患者忌食。

☆ 食用哪些根茎类蔬菜对改善便秘有帮助？

答：根茎类蔬菜食用部位为植物根部，多为皮厚、糖分多的蔬菜。根茎类蔬菜对改善便秘有帮助的常见有：①马铃薯：马铃薯中含有丰富的膳食纤维其对促进肠胃的蠕动，预防便秘有着很好的保健功效。肾脏炎患者忌食。②竹笋：竹笋高纤低脂的特性可刺激肠胃蠕动、帮助消化，但是纤维较粗，要细嚼慢咽，以免引起肠胃不适。尿道结石、痛风患者、胃病患者忌食。竹笋属凉性,消化不良或者经期前后的女性应酌量食用,以免腹泻。③芜菁:别名蔓菁、诸葛菜、圆菜头、圆根、盘菜,东北人称卜留克,新疆人称恰玛古。芜菁含有芥花籽油,经水解后能产生挥发性的芥花籽油,增进食欲、帮助消化。芜菁富含纤维素,可刺激肠胃蠕动,促进排便,但纤维较粗,短时间大量食用容易引起胀气等不适症状,要控制食量。体虚怕冷的人忌食。

☆ 食用哪些瓜果类对改善便秘有帮助?

答:对改善便秘有帮助的瓜果类常见有①玉米:玉米含有丰富的膳食纤维,可刺激胃肠蠕动。但是一次性食用过多的玉米容易导致胃闷气胀,玉米和番薯一起吃会加重胀气,胃肠较弱容易胀气的人不宜食用。②秋葵:果肉里的黏液是由果胶质等膳食纤维和黏蛋白所组成,具有帮助消化、保护胃壁,促进排便等作用。秋葵性寒凉,经常腹泻的人不宜多吃。

☆ 食用哪些豆类对改善便秘有帮助?

答:对改善便秘有帮助的豆类常见有①四季豆:四季豆富含纤维,可帮助消化,但容易腹胀,患有胃病的人应避免食用。②豆角:豆角含有纤维质、维生素 A、C,能够预防便秘。痛风患者忌食。③豌豆:豌豆中富含粗纤维,能促进大肠蠕动,保持大便通畅,起到清洁大肠的作用。但是大量食用豌豆仁容易引起腹胀,带仁豆荚则因豆荚含有帮助消化的膳食纤维,不易腹胀。计划生育的男性忌食。

☆ 食用哪些菇类对改善便秘有帮助?

答:对改善便秘有帮助的菇类常见有①鸿喜菇:鸿喜菇又

称为真姬菇、斑玉蕈、玉蕈、胶玉蘑、蟹味菇、海鲜菇、假松茸、榆菇、灵芝菇。鸿喜菇含有纤维素可以促进肠壁的蠕动，帮助消化，防止大便干燥。痛风、肾脏疾病患者忌食。②美白菇：美白菇是鸿喜菇的白化变异株。美白菇含有粗纤维、半粗纤维和木质素，可保持肠内水分，并吸收余下的胆固醇、糖分，将其排出体外，对预防便秘十分有效。痛风患者忌食。

☆ 结肠造口排泄次数增加正常吗？

答：结肠造口患者进食了高纤维的食物，如蔬菜、水果、麦片、甚至面包等，都会增加排泄次数，如果没有不适如腹绞痛及所排出的粪便不是水样的便就无碍，只要减少进食此类食物就可以。有时环境的改变如旅游，或情绪欠佳，也会令排泄次数增加。排泄量增多及次数增加有别于腹泻，对身体多没有大影响，只要找出原因，加以纠正便可。

☆ 为何会发生腹泻？

答：腹泻的原因很多，除了饮食因素外，有些患者手术后需要接受腹盆腔放射治疗或抗肿瘤药物治疗期间也会有腹泻的现象。此外，服用某些药物，如一些抗生素、胃药等，或患者有其他大肠或小肠疾病，如肠炎等，也可能引起腹泻。

☆ 发生腹泻时怎么办？

答：①如果大便比正常稀烂时，停止进食高纤维食物和避免进食容易引起粪便稀烂的食物；②应饮入足够的液体，有利于补充丢失的液体和预防脱水。③回院就诊，必要时服用止泻药物。④佩戴开口袋，及时排放粪便。⑤结肠造口灌洗者，应停止结肠造口灌洗。

☆ 容易腹泻的患者不宜进食哪些水果?

答:容易腹泻的患者不宜进食:①莲雾:莲雾是微碱性水果,可调节人胃肠的酸碱度,由于含有许多水分,在食疗上有解热、利尿、宁心安神的作用。容易腹泻,多尿的人忌食。②草莓:草莓其性属寒凉,体弱虚寒、容易腹泻者应该减少食用量。③梨子:梨性属寒凉,经常腹泻者忌食。④瓜类:如哈密瓜、西瓜、香瓜等,容易腹泻的人忌食。⑤杨桃:杨桃含有的纤维质和酵素具有清燥润肠通大便的作用。但杨桃性寒,容易腹泻者应该减少食用,以免加重软便腹泻等症状。

☆ 外地旅行会令排泄习惯改变吗?

答:因为时差,食物种类及进食时间的改变或心情的影响,排泄时间和次数可能与平常不同,但排泄量不会有太大的改变。这一切都是正常的,只要处理得当便不会减少旅游的乐趣。

专家温馨提示

由古至今,人类遵循"民以食为天"的观念,透过一日三餐的营养补给,来补充我们所需的体力与健康,饮食称为生活中非常重要的学问。饮食不当可能会导致便秘或腹泻的发生,而一旦发生又往往需要通过饮食来调理。结肠造口患者应多吃纤维食物以保持大便的通畅。

第四节 复　　诊

☆ 结肠造口术后需要复查吗?

答:您出院了,并不等于完全康复。结肠造口术后需要复查,因为你行结肠造口手术后住院的时间短(一般术后 5~10 天就出院),真正接受造口治疗师或临床护士指导的时间有限,加上受手术后体力恢复等各方面的影响,结肠造口自我护理的技能无法完全掌握。回家后在日常生活中会面临结肠造口所带来的生理、心理、家庭、社会、并发症等各方面影响。如不能及时得到纠正,将严重影响您的生活质量。这些问题要在专业人员的指导下可以得到解决。因此造口者定期回院进行复查是非常必要的。复诊内容主要为帮助解决您在家时所遇到的困难;促使您掌握必需的结肠造口护理知识和技巧;复诊时间因人而异,一般术后 1 个月开始,第一年,每隔 1 个月返院复诊一次,连续 3 个月;以后每 3 个月复查 1 次;2~3 年内每 3~6 个月复查 1 次;之后每 6 个月至 1 年复诊 1 次;遇到问题和新症状时随时就诊。复诊时应带上一套造口袋,以便医生或造口治疗师检查后使用。

☆ 结肠造口出现问题该如何就诊?

答:出院时了解医院造口门诊出诊情况(索取卡片)或询问当地医院是否有造口专科门诊,可以到当地开设造口门诊的医院就诊。也可在网上、电话、预约挂号,按预约时间回院就诊。

☆ 结肠造口患者复诊时应注意哪些问题？

答: 结肠造口患者复诊时请随身携带造口护理用品。包括造口袋一套,纸巾、使用中的造口护理附属产品等。即将轮到就诊时最好先到洗手间将造口袋里的粪便排空。就诊时应主动告知造口治疗师或医护人员您居家护理中碰到的困惑问题,如造口底盘多少天更换,每次更换时肠造口及其周围皮肤是否有异常、饮食问题、日常生活中是否适应等,以便专家及时给您指导。

专家温馨提示

结肠造口患者出院后除定期回院找医生复查他的疾病预后外,尚需定期到由造口治疗师或肠造口专科护理人员坐诊的造口专科门诊复查结肠造口及其周围情况。她们将利用专科护理知识和技能帮助患者预防及解决结肠造口术后的相关护理问题。

第六章

坚强面对结肠造口

第一节　患者如何面对

☆ **得知行结肠造口手术,您的感受如何?**

答:因受传统观念的影响,您及家属往往对于结肠造口手术难以接受,容易产生震惊、抗拒、悲观甚至绝望的心理。您行结肠造口手术前情感上可能会经历 3 个阶段。第 1 阶段主要表现为震惊或不相信现实,在此阶段,因刚受到即将行结肠造口手术消息带来的冲击,您可能会依靠逃避现实来面对问题,拒绝接受关于现状的解释,拒绝接受他人传授的结肠造口自我护理知识;第 2 阶段主要表现为退缩或防御,在这个阶段,您可能会愤怒或容易被激怒,在情绪上可能自我封闭,会对身体的变化以及对结肠造口术后的生活而感到担忧;第 3 阶段表现为接受,您不再愤怒,找到了自己的应对办法,但偶尔可能会感到伤心或者哭泣。

☆ **您可以做什么?**

答:当知道要行结肠造口手术时,您的内心一定充满恐惧、焦虑,彷徨无助。当您的情绪受到困扰时,先什么都别做,找个舒适的地方坐下来,深深地吸气,慢慢地呼气,尽量放松自己;注意不要独自承受内心的痛苦,要懂得向信得过的人,例如您可向医生、造口治疗师(以造口护理为专业的护士)、护士、家人(父母、配偶、儿女、兄弟姐妹等)倾诉病痛和内心的感受,宣泄心中积压的不良情绪,并寻求帮助。无论是面对面的交谈还是通电话交谈都会对您有帮助。当您平静下来后就应多点了解结肠造口护理的有关知识和信息。

☆ **您需要咨询医生、造口治疗师哪些问题?**

答:得知将行结肠造口手术,您应向医生、造口治疗师咨询:①什么是结肠造口?自己为什么要行结肠造口手术?结肠造口开设在身体什么部位?手术对自己日后生活影响有多大?②能否不进行手术?不进行手术治疗会有什么后果?③术前要做哪些准备?④日常生活中如何护理结肠造口?结肠造口的存在是否影响自己衣食住行?⑤结肠造口术后大便如何收集?⑥造口产品如何选择?⑦相关的费用等等问题。以便解除您及家人的心理顾虑,配合做好术前后护理。

☆ **谁可以给您提供支持和帮助?**

答:孤独一人面对生理上的变化是很难熬的。除了医院里的医护人员,您的家人和朋友外,有些医院术前还会安排与你的病情相似,曾做过结肠造口手术的康复患者来与您交流。这些康复患者都是志愿者,我们称之为造口访问者。由于他们有亲身的经历和深切的体验,往往能解答一些非常细致的问题。另外,同期手术的病友,因大家同病相怜,互相鼓励,在治疗过程中彼此都会得到支持。

☆ **结肠造口手术后,您的感受如何?**

答:不同年龄、不同文化程度、不同性格类型的你会有不同的感受,但大部分患者可能会有以下感受,当第一眼看到自己的结肠造口时,尽管已有心理准备,但还是非常排斥,不愿正视,拒绝触碰,甚至产生厌恶感,感觉自己的形象、生活都因它而改变,不想接触任何人。但也有一些乐观开朗的患者,第一次看到自己的结肠造口时,会给它拍照,并给他起个昵称,这也是个很好的与造口和谐相处的开端。例如,40多岁的公务员曾女士因低位直肠癌行结肠造口术,在术后第一次看到自己的结肠造口时,就拍了张照片,发到微信朋友圈,说"快看,我的荷包蛋来了"。曾女士乐观坚强的态度使她术后恢复得很快,她也很快就能够自己护理结肠造口,并重返工作岗位。

☆ **如何面对结肠造口术后所带来的外表和生活的改变?**

答: 面对结肠造口的突然降临而带来身体上的改变(排便器官移至腹部、排便不受控制、异味等),术后3~12个月,甚至更长时间内会难以适应。您可能会把全部精力放在结肠造口上,主要表现为造口袋内一有粪便立即去倾倒、清洗,一天清洗十几次甚至更多,但还感觉有异味。不愿外出,不愿与以前的朋友交流,害怕他人知道,担心别人用异样的眼光看自己,拒绝自我护理结肠造口,依赖家人更换造口袋或拒绝家人帮助,有问题也自己扛着。这时,如果你能主动与医护人员或家人朋友表达自己的不良情绪和感受,并与其讨论你所关注的问题,将有利于帮助您尽快适应结肠造口术后带来外表和生活的改变。

☆ **如何与您的新成员(结肠造口)和谐生活?**

答: 首先您必须以积极乐观的态度去面对造口,要明白医生是利用了您自己的肠子来救您的生命;其次您应在专业人员如造口治疗师或临床护士的指导下尽快学会结肠造口的护理方法,减少对家属的依赖,提高生活的独立性和自主性。同时选用合适的造口护理产品,造口袋藏在衣服下面,且密闭具有防臭功能,旁人是不会察觉的。日常生活中要不断摸索出结肠造口术后的生活技巧,将因结肠造口带来的不便最小化,从而真正过好新生活。

专家温馨提示

　　康复意味着结肠造口患者能够重新回到家庭和社会,发挥积极的作用。结肠造口术后不意味着伤残,结肠造口患者不要刻意贬低自我。

第二节　家属如何面对

☆ 当家人需要行结肠造口手术时,如何面对?

　　答:家属作为患者的主要照护者和最主要的社会支持来源,当得知家人需行结肠造口手术时,您可能如患者一样,觉得伤心难过,不知如何是好。待你平静下来,可能希望对结肠造口手术和护理有更多的了解,也希望知道怎样才能更好支持和帮助患者。如果您愿意倾谈,可能会对事情有所帮助,您可以把感受与医护人员,其他亲人朋友或可以信任的人分享。家人提供的社会支持对于结肠造口患者接受结肠造口手术和适应有造口的生活至关重要。因此,家人应从情感上支持患者,在生活上关心患者,在患者需要的时候陪伴,鼓励患者,给予患者正能量。很多患者在听到要行结肠造口手术的时候，都是拒绝排斥的态度，这时家属对手术的态度会直接影响到患者是否会选择积极的治疗方法。作为家属，您应该知道：结肠造口不是一种疾病，您的家人需要行结肠造口手术，只是治疗疾病的需要，并不是对您或家属以往所做错事的报应。结肠造口只是排泄粪便的通道，不具有传染性，也不会影响家庭生活。因此，即使在这个时候您作为家属心情低落郁闷，也要尽量学会控制自己的情绪，尤其是在患者面前，不要显示出悲观绝望，尽量将正能量传递给患者。

☆ 应该告知家属行结肠造口手术吗？

答：应该。患者有权利知道自己的病情和疾病治疗的方式。患者的配偶和亲人常常抱着侥幸心理，认为行结肠造口手术的概率低，而同时会担忧"如果告诉患者真相，会不会让他无法承受"。从某个角度来说，家属这种做法是为了保护患者，避免让患者去面对一些令彼此伤心痛苦的事。然而，当真正行结肠造口手术后，患者要面对真相十分困难，对于亲人隐瞒真相的行为，患者会难以理解，这不利于患者术后的康复和进一步治疗的开展，还会伤害患者与家属的关系。

☆ 家人如何向患者告知病情？

答：鼓励家人向患者告知病情。①选择适合的家属：尽量跟家庭其他成员共同商讨，取得一致共识后再做决定，促进家人间相互理解和支持。告知患者前，家人需先处理自己的心情，平复情绪，避免在告知过程中有过于激烈的情绪起伏；②选择适合的环境和时机：选择安静、独立的空间，减少干扰；选择患者情绪放松时进行；③根据患者不同的心理特点，选择不同的告知病情的方法;④告知病情时注意措辞委婉,根据患者心理承受能力,逐渐告诉患者,例如你可以说检查结果显示:肿瘤的位置比较靠近肛门,医生说会尽最大努力保住肛门;如果勉强保住肛门,容易复发;医生反复研究,认为行肿瘤彻底切除肠造口术是最好的治疗方案。这样可能更容易让患者接受。告知的同时应注意保护患者,防止患者伤害自己,向患者表达更多的关心和理解;⑤告知后给予陪伴与关心。

☆ **患者家属可以做些什么?**

答:术后早期,患者体力尚未完全恢复,非常需要您的帮助。作为家属应主动向造口治疗师或管床护士学习结肠造口护理方法及注意事项,配合造口治疗师或临床护士购买相关的护理用品,协助观察结肠造口及其周围皮肤并发症,一旦发现异常及时告知医护人员。家人一同学习护理结肠造口,可以让患者感到被接纳,利于消除患者的心理障碍。但当患者自我护理能力恢复后,应让患者自行护理结肠造口,避免患者对家属过度依赖,这不仅影响家属的生活和工作,同时过度的依赖也会影响患者的身心康复进程。

专家温馨提示

对于结肠造口手术的反应,每个患者是不同的,对于一些患者来说,它可能是个问题;但对于另外一些患者来说,它是一个挑战;某人认为它是拯救生命的,而另外一个人却会认为它是灾难性的经历。不管反应如何,大多数患者从被诊断开始,一直到康复的整个过程中,都需要来自各方的支持和帮助,尤其家人的支持和帮助!家人一起学习结肠造口护理,让患者感到被接纳,消除患者的心理障碍,对患者的康复非常有益。

第三节 结肠造口患者感人的故事

在这个世界上,有这样一群人,虽历经磨难,却珍爱生命,不曾放弃。他们都曾不幸被病魔选中,在艰难求生的道路上煎熬、挣扎;他们都曾体验过死亡近在咫尺的恐惧,心里的悲伤化为愤怒甚至绝望,却都无济于事;他们都曾面临艰难抉择,生或死,只在一念之间。值得庆幸的是,残酷现实面前,他们选择了坚强与面对,他们就是结肠造口者——一群忍痛以排泄改道换来生的希望的勇士!

生命无价,珍爱珍重!

每一个结肠造口者都是重生的天使,以往的处境虽然艰难,但短暂的悲伤与发泄过后,他们不再怨天尤人,而是相信"与其诅咒黑暗,被现实打倒,不如点燃蜡烛,以光明驱散黑暗"。他们勇敢地面对结肠造口手术后的生活,活出精彩。

☆ 风雨过后是彩虹

1993年元旦前一天,是我人生中最黑暗的日子。因为那一天,我突然知道自己患了直肠癌。

那一天,我正常上班,在工作间隙来到学校医院看病。因为有一段时间我大便有血,我并未重视以为只是痔疮又犯了,然而医生给我检查后居然跟我聊起天来,问我爱人在哪里上班、电话多少，还叫我在外面等一下。我莫名其妙的，坐在诊室外面呆呆地等着。突然，看到我爱人从外面神色紧张地跑过来，我觉得很奇怪，一向沉着稳重的他怎么那么慌张，跑来这里干啥？他一看到我就马上停止跑步，笑着向我走来，但他的笑容很难看，好像是挤出来的笑，一看就知道不正常。他说找医生有点事就径直走入诊室，不久就拿着我的病历和单据从诊室走出来，对我说：医生说你的痔疮比较大，这里检查不了，要到大医院检查一下。我问去哪个医院，他说肿瘤医院吧，我一下子反应过来了，天啊，恶性肿瘤！癌症！不治之症！我的心一下子掉到了万丈深渊，很沉很沉，很冷很冷，我顿时觉得天昏地暗，暴风雨来了！我没有继续追问病情，我不敢落实这个绝望的结果，因为我不敢相信那是真的，也许是医生弄错了。

那年我才 30 岁，孩子 3 岁，家里上有高堂，下有幼子，怎么办！怎么办！我的脑海一直出现这三个字。理智告诉我：一定要稳住这个家，一定要活下来！从那一天起，我一直提示自己，一定要努力保持冷静，要坚强！一定要保持正常的心态，才能保证有正常的免疫力，有正常的体力，才能经得起手术等一系列的治疗。我还不断提醒自己：不能被病魔吓倒，不能像伍子胥"一夜愁白头"，这样于事无补，只会降低身体的免疫力，加速病情恶化，不利与病魔斗争。我一定要争取时间，争取机会，争取以最好的状态，赢得治疗的最好时机。我一定要争取与病魔抗争！尽最大努力使自己活下来！

1993 年春节期间，我顺利地完成了直肠癌根治手术，从此我的"肠造口"产生了，生命保住了。但面对这个突如其来"肠造口"，我束手无策，以后我能正常生活吗？怎么护理，生活怎么办？工作怎么办？在我一无所知，一筹莫展的时候，医生亲切地对我说:放心,你的病灶切除了,肠子拐了一个弯,肛门换了一个地方,以后生活一切正常,工作也不会耽误的。护士们也来对我说,你的"肠造口"是正常器官,无须特殊护理,只要能选好袋子,注意皮肤护理,注意卫生就可以了。

1996 年,我手术的医院成立了"造口人联谊会",专门为我们这些肠造口患者排忧解难。从此我们"造口人"有了一个家,在这个大家庭里,经常有造口治疗师义务为我们开设一系列的肠造口护理讲座,也经常有医生义务给我们开办一些肿瘤知识的普及培训,还有举办庆祝"世界造口日"等各种联欢会。香港"造口人协会"也经常与我们联谊、交流。我积极参加这些活动,从中学到了很多肠造口护理知识,肿瘤预防知识。肠造口朋友像兄弟姐妹一样,相互交流经验,倾诉心情,探讨饮食、养生,以及如何运动等等。在这个大家庭里,我的顾虑打消了,问题得到了解决,还找到了信心、得到了力量,心情变好了,生活质量提高了,知识面广了,自然而然地我的生活丰富了起来,精彩了起来。化疗结束后,我回到学校照常上班,像病前一样参加集体活动、到外地甚至外省出差开会,正常地工作、生活。

风雨过后是彩虹。经过这次与死神的搏斗,我的性格发生了很大的变化,变勇敢、坚强了,也乐观、豁达了,我的生活越来越好,家人们更加团结、互相理解和信任,我们更加热爱生活、珍惜生活了。如今我与我的新成员"结肠造口"和谐相处已经 22 年啦,并一直愉快地工作、生活着。

在人生的旅途上,不可能都是阳光灿烂的日子,总会有风雨交加的时候,只要能坚强起来、能坚持下去,不要给困难吓倒,努力去争取,就一定能走出风雨,见到彩虹!

(李女士)

编 者 寄 语

人生路上甜苦和喜忧

愿与你分担所有

难免曾经跌倒与等候

要勇敢地抬头

谁愿躲在避风的港口

宁有波涛汹涌的自由

阳光总在风雨后

乌云上有晴空

请珍惜所有的感动

每一份希望在你手中

——

　　人生的苦难,像极了暴风雨,来得突然,来得猛烈,那乌云密布,电闪雷鸣的架势仿佛要压倒一切。

　　生命的强大,常常出人意料,纵然屡受摧残,厄运交加,却依旧能扛过一切苦难。愿每一位肠造口朋友,在风雨过后,能勇敢地抬头,享受万里晴空与彩虹。

☆ 直肠癌结肠造口术后十八年护理体会

　　我是一位直肠癌术后结肠造口康复者,手术至今已过去十八个春秋。现就十八年来康复情况谈几点体会,供病友们参考。

　　医生、病友、亲人的关爱是支撑我康复的力量。1998 年 6 月 11 日这天,我做了直肠切除加结肠造口手术,手术很成功。术后,医护人员给了我精心治疗和护理。温暖的医疗氛围,使我感到他们不是亲人胜似亲人,这些都增强了我治疗和康复的信心;病友之间相互关爱,是战胜癌症的强大精神力量。我手术后就收到肠造口探访者的关心,他们用亲身经历鼓励我,引导我正确面对,积极配合医生治疗。此后,我也参加了当地的"造口人联谊会"及"生命之光俱乐部",这些组织都是癌症康复者自发组织的抗癌团体,这些团体里的病友定期进行活动,共同交流康复经验,互相鼓舞,传递给我一种病友大家庭的温暖感受。肠造口探访者对住院的肠造口患者进行探访是一项体现亲和力的活动,我一直非常积极参与这项活动,从活动中我得到了很多启发。亲人的关爱。十八年来,我的夫人对我无微不至地照顾,可以说我今天的良好康复有她一半的功劳。手术初期,小小的"肠造口",给我带来了不少的困扰,刚开始面对"肠造口"真是有点一筹莫展的感觉,因而每次肠造口护理都要在夫人的协助下完成。但是想到"肠造口"挽救了我的生命,相比之下,这点困难又算得了什么? 一个人必须要有自强自立的精神。随着时间的推移,我的自我护理能力得到了锻炼,生活质量有所提高。手术医生曾经不止一次地对我讲:"你要感谢你的夫人。"的确,亲人给了我生活的信心和力量,这种亲情是任何物质不能取代的。

走进大自然、走进造口群体,有益康复。大自然是个美好的天然乐园,它带给人们无穷欢乐和享受。正在康复中的病友们要尽量走进大自然,在力所能及的情况下,参加一些有利于身心健康的活动,进而陶冶情操、调整心态,减轻或消除疾病带来的痛苦和困扰。我自己坚持每天到公园散步,有时打太极拳、做保健操;每星期进行 1~2 次爬山活动;有时参加 1~2 天短途游活动。2001 年,我随全家到大亚湾旅游时,我还饶有兴趣的到海边游泳,既欣赏了大自然的风光,又呼吸了新鲜空气,心情格外好。我多年来亲身体会到,坚持户外活动,会收到良好康复效果。走进肠造口群体,可解脱疾病带来的孤独感,感受群体的温暖和欢乐。多与病友聊天,进行感情的交流和沟通,不仅对康复本身有好处,同时对健脑、预防老年痴呆都是有帮助的。开始一段时间,我对走进健康群体有些思想障碍,怕被人嫌弃、讨厌,尤其与熟人之间接触有点避讳。我在医院探访时,发现有的肠造口者也流露出怕人知道自己有肠造口的想法,好像肠造口是见不得人的事。其实,这都是自己顾虑过多,外人并不在意。作为肠造口者自己要做到自尊自爱,把自己的造口护理好,勤换勤洗,不要让气味散发出来。通过努力,我们进行正常交往,过上正常人的生活是完全可以的。

合理膳食,保持平和心态。一个患者急于康复的心理是正常的,但因心态不平和,往往陷入饮食的误区,而忽视膳食营养均衡的重要性。手术后,我曾为自己应吃什么食物而一度迷茫。有一段时间我不敢吃鸡就是偏信了吃鸡会引起疾病复发的误导。其实只要保持心态平和,相信科学,才是最好的养生秘诀。以积极乐观的态度面对人生,作为一个癌症康复者,要把合理膳食与自己身体实际情况结合起来,这样才能在营养均衡方面做到有的放矢。不要刻意追求吃什么,不吃什么。当然,在饮食问题上也不能随心所欲,想吃的东西没有节制的吃是不行的。有关保健品问题,现在市面上保健品名目繁多,一定要结合自己身体状况和实际需求,做到有选择地服用。否则,既浪费金钱,又达不到营养保健的目的。

十八年的康复体会,归纳起来有两点:首先对癌症相关防治知识有理性认识,癌症不是绝症,患了癌症不等于死亡,癌症是可防可治的。其次,癌症患者要面对现实,既不惧怕,也不轻视,相信现代科学,积极配合医生治疗。

我已是七旬老人,但我要以新的姿态迎接延续的生命——术后第二个十八年心愿。

（武先生）

编 者 寄 语

非常欣喜地看到,一个七旬肠造口者,热情洋溢的要以新的姿态迎接延续的生命。青春,是不以岁月年轮来计量的,一个人,心若年轻,即使白发苍苍,也是青春洋溢,而心若苍老,即使年纪轻轻,却也是毫无激情。

生命是一个过程,每个人在一生中都或多或少会经历一些挫折,能坦然面对的都是有大境界的人。武先生的坦然除了与他自身的从容冷静有关外,还得益于医生、护士及亲人的关爱。我时常思索一个问题,既然生命是等价的,为什么有的人选择轻易放弃,有的人选择珍爱。可能与生命本身之外的一些东西有关吧,例如大自然的吸引,亲人的爱护,医护的尊重,这些都让生命变得更加美好,更加有价值。因此患病之后,不要过度沉溺于病痛,多出去走走,感受身边的美好,渴望康复的信念会更加坚定。

☆ 运动伴我健康地走过结肠造口术后的十九年

19 年前的那次肠造口手术,刻骨铭心无法忘怀。同所有肠造口朋友一样,经历了术前术后那段身心痛苦的过程。记得那天,当撤掉身上几根管子后试图下床,已经躺在病榻上一个礼拜的我,在三位亲人搀扶下只走了几步,全身的汗水已经湿透衣服。瘫回病床上的我懊丧到了极点，我无法想象我的未来。

在病房的几十天里，常常得到医生护士们的开导鼓励。为了寻找康复的途径，我太太和我弟弟陪伴我到健身康体中心作恢复性锻炼，我的中学校友鼓励我去学习跳舞，我的年轻同事更热情邀我加入他们家庭周日固定羽毛球锻炼活动至今……从1996年术后起，我就开始以适当的运动作为配合治疗、自我康复的手段，顺利度过了一年的化疗期，继而坚持以长期、多样的运动逐步找回了健康的自我。

如今的我，能够在泳池一口气游上四五百米，也有过在澳洲大堡礁背上几十斤装备潜水12米经历；十几年坚持每周一两次羽毛球较大强度的锻炼，从2003年起连年参加全省业余锦标赛以及广州"市长杯""IT杯"等赛事，还拿到不错名次；每年多次外出旅游"拉练"，不惧上高山下大海，有多次乘十多小时飞机轮船海外旅游，自由行十几天到两个月安然无恙的愉快行程。是什么能让一度令人恐惧的"肠造口"，始终如好朋友般伴随着我？简单地说：运动使然！

我向来酷爱运动，因为运动给我带来健壮的体魄，几十年来精力旺盛地参加学习、工作与社会活动。可是一场突如其来的病变似乎要改变人生，把我击倒。得益于医学昌明进步，医护们良好的医术医德和我周边的亲朋好友、肠造口探访者关怀呵护，使这场变故成了人生一段小插曲，未几我又重新站了起来；亦得益于运动，持之以恒的运动康复，我能以肠造口者之躯重回正常人生活。这十几年来的经历，我逐渐读懂了"生命在于运动"深邃涵义。回看这十九年，我有几点体会：

首先，术后循序渐进、适度的运动对恢复、激活身体功能很有帮助，这样对配合治疗化疗、肠造口护理也有积极意义。

个人体质和条件不同，肠造口朋友不必套用我的方式，但走出户外去活动、运动是绝对需要的，因为它不仅调动了你的四肢机体和各器官，还唤起了你的精神、情绪，带来一个好心情。我在与一些不愿多动的新肠造口朋友交流时，也力劝他们哪怕你走去逛逛超市也总比整日待在家中好，就是这个道理。

其次，我们常说要以足够营养康复身体。营养主要来自健康、均衡的饮食。为了保证饮食的量和质，为了有充分的胃纳和食欲，我坚信运动是最简单、最廉价的保证手段。吐故纳新，没有消耗和空间，新的东西怎么进来啊？常听说肠造口朋友抱怨肠造口术后排便不顺畅，您真不妨试试经过一段时间运动后是否有改善？但注意运动中保证足够的水分摄入也同样重要啊！

还有，术后运动带来康复的持续不断进步，是肠造口者生活质量、人生信心恢复的重要标志之一。我1996年术后三个月恢复上班，边化疗边工作边出差。一年后短暂停留夏威夷时，美丽的海滩让我站在过膝海水中犹豫了好一阵子后，鼓足了勇气首次下海畅游，成功突破心理障碍，从此我在做足安全保障措施前提下，不断挑战自己，超越旧我，游泳、篮球、足球、羽毛球、登山等我都涉足，体魄与自信也随着增强。2010年参加广州地区IT杯羽毛球赛，赛事没按年龄分组，一场男双比赛下来赢了，握手时问了对手年龄分别是25岁、26岁，加起来还没我岁数大！胜固然可喜，可更高兴的是参赛多年，没有人看得出我是肠造口者！

肠造口术后十九年，通过运动使我康复之路走得顺畅，过的每一天、每一年都是满意、高质素的。这些年来按照医嘱定期的体检和各专项检查指标也证明了这一点。我也很欣慰知道一些曾一起分享这些经验的肠造口朋友，通过适合自身情况而又能喜欢、又能长久坚持的运动后,身体恢复得到明显改善。随着过了退休年龄后,我也将适时调整自己的锻炼模式,继续进行适合自身体能、强度的运动。生命不息,运动不息,我将不懈地坚持下去。

(杨先生)

编 者 寄 语

生命在于运动! 生命不息,运动不止! 杨先生是位运动达人,通过运动,他不仅体会到了生活的乐趣,而且强壮了体魄,加快了康复速度。杨先生的故事告诉我们,肠造口者一样可以拥有崇高的运动精神,一样可以做很多不同类型的运动,只要您愿意!

☆ 肠造口探访者的自豪

我是一名肠造口探访者。我觉得成为一名探访者很有意义,因为我可以通过交谈,通过现身说法来帮助即将行肠造口手术或刚行肠造口手术的朋友,使他们尽快摆脱困扰、走出迷茫、树立信心,以轻松的心态走上康复之路。

我加入肠造口探访者这个行列已经十几年啦,我认为肠造口探访者的作用大致分为两大类:首先是榜样的作用。每当我站在病友面前说出“我也是肠造口者”的时候,病友们都会马上露出惊讶的神情。他们没想到,一个肠造口者可以如此健康、如此活灵活现地出现在他们面前。听到我可以正常上班、生活,还可以经常旅游、运动的时候,他们就更加惊喜,从我的身上他们看到了希望,看到了未来,整个人都精神起来了。其次是精神的力量。新病友一般对肠造口都感到无所适从、不知所措,心理负担比较重,这时有人主动来到床边,与他聊天、听他诉说,并与他们一起分析情况,解决烦恼,对他们很有帮助。

我是一位探访者。我觉得成为一名探访者很自豪,因为我用爱心、耐心和真心唤起病友们生存的欲望,使他们以积极的人生态度尽快地摆脱恐惧,鼓起勇气,扬起生命的风帆。不久前,我到医院复查身体,一位小伙子笑着走过来和我打招呼,原来他是我曾经探访过的肠造口朋友,只见他神采奕奕,滔滔不绝,与当初躺在病床上的愁眉苦脸、唉声叹气的状况相比,简直是判若两人。当初,他总是担心年轻的妻子、年幼的孩子无人照顾,沉重的心情无法放开;如今他康复了还当上了小老板,生活过得有滋有味。

我为人人,人人为我。其实探访者在帮助别人的同时也在帮助自己。我每次探访病友之后,我的心里都有一份满足感,我为自己能坚强地活着而骄傲,为自己能帮助别人而自豪。

(李女士)

编 者 寄 语

"我为人人,人人为我",肠造口者中需要这份精神!

每一位肠造口者都曾经痛苦过,他们的这份经历是旁人用任何言语都无法替代的。

对于肠造口患者来说,尽管有医生、护士的医疗保障和其他人对其康复的关心。但这些远远不能替代让他们亲眼看到通过同样手术后能调整得较好的肠造口者所达到的效果。肠造口探访者积极的生活态度无形中对新的肠造口者起到极大的安慰和鼓励！

　　探访工作虽然平凡,但很多探访者在这平凡的过程中也缔造了许多不平凡。每个感动的故事背后都蕴含了很多爱的付出,由衷感谢我们的肠造口探访者!

1. **肠造口患者**　行肠造口手术,如结肠造口、回肠造口、泌尿造口的患者。

2. **肠造口探访者**　肠造口探访者是指接受肠造口手术后,拥有较好的肠造口自我护理能力和体会,同时具备较高的思想境界、乐于帮助其他肠造口朋友的肠造口者。肠造口探访者的年龄、性别、职业和文化背景各有不同,但都有一个共同的联结纽带,就是他们都做过肠造口手术,现过上了正常的生活。

3. **造口治疗师**　参加世界造口治疗师协会(WCET)认可的造口治疗师学校系统培训,考核内容全部通过的护士,称之为造口治疗师。学习内容包括肠造口护理、伤口护理和失禁护理三大专科护理知识和技能。

4. **世界造口治疗师协会**　①世界造口治疗师协会的英文名称是 World Council of Enterostomal Therapists, WCET。②主页:http://www.wcetn.org/。③简介:WCET 于 1978 年 5 月 18 日正式成立,主要是一个护士组织。WCET 是一个非盈利性组织,其宗旨是在全球范围内推广规范的造口治疗,培训相关的造口护理专业人员,为全球的造口者、失禁患者以及具有伤口、瘘管的患者提供良好的服务。

5. **国际造口协会**　①国际造口协会的英文是 International Ostomy Association,IOA。②主页:http://www.ostomyinternational.org/。③简介:IOA 成立于 1975 年,是一个主要以造口者为主的造口组织,但医生和护士也可以参加。IOA 的宗旨就是通过在世界各国或地区建立造口组织的联盟,致力于改善造口者或其他类似疾患病患的生活质量。国际造口协会对造口患者给予的支持,不是物质的支持,而是一种鼓励。大多数造口患者毫无例外地有一些社会问题,同样有某些心理障碍,他们感到自身被孤立,造口协会通过他们的访问计划和教育会议试图缓解他们的顾虑。

6. 亚洲造口协会 ①亚洲造口协会的英文是 Asian Ostomy Association,AOA。②主 页:http://www.ostomyinternational.org/regionasia.htm。③简介:AOA 成立于 1993 年 9 月,是国际造口协会的一个地区区域组织,成员包括中国、中国香港、印度、印尼、伊朗、日本、韩国、马来西亚、蒙古、菲律宾、新加坡、斯里兰卡、泰国、中国台湾、越南。此外,各个国家也都有自己的协会。

7. 世界造口日 IOA 倡导的"世界造口日"(World Ostomy Day,WOD)活动是对造口患者的社会环境与生活质量提供帮助的世界性活动,全球许多国家和地区在这一天举办各种有益的活动,以唤起全社会关心造口患者,给他们最大的关怀和支持,鼓励他们更好地生活。1993 年 10 月 2 日定为第一个世界造口日,以后每 3 年举行一次,每次都在10 月的第一个星期的星期六。每个世界造口日都设有 1 个主题。

序号	时间	主题
第一个世界造口日	1993 年 10 月 2 日	"你如何庆祝这一天"
第二个世界造口日	1996 年 10 月 5 日	"共同努力"
第三个世界造口日	1999 年 10 月 2 日	"让我们携手迈进下一个世纪"
第四个世界造口日	2002 年 10 月 5 日	"我们一样能够做到"

续表

序号	时间	主题
第五个世界造口日	2006 年 10 月 7 日	"让我们活得更精彩"
第六个世界造口日	2009 年 10 月 3 日	"活出姿彩"
第七个世界造口日	2012 年 10 月 6 日	"共同关注,多点聆听"
第八个世界造口日	2016 年 10 月 3 日	"不同的故事,同样的心声"

参考文献

［1］丁文龙.系统解剖学［M］.北京：人民卫生出版社,2009:75.

［2］柏树令（八年制）.系统解剖学［M］.北京：人民卫生出版社,2010：123.

［3］朱建华,李绮雯.肠话短说［M］.2版.香港：至高图书有限公司,2010:162-174.

［4］喻德洪.肠造口治疗［M］.北京：人民卫生出版社,2004:140-147,179-205,222.

［5］胡爱玲,郑美春,李伟娟.现代伤口与肠造口临床护理实践［M］.北京：中国协和医科大学出版社,2010:310-360.

［6］万德森,朱建华,周志伟,等.造口康复治疗理论与实践［M］.北京：中国医药科技出版社,2006:195-219.

［7］Shabbir J. Britton DC. Stoma complications:a literature overview. Colorectal disease, 2010,12:958-964.

［8］屠世良,叶再元,邹寿椿,等.结肠造口并发症与相关因素分析［J］.中华胃肠外科杂志,2003,6(3):157-160.

［9］刘芳腾,楼茜洁,邹霞,等.肠造口并发症护理研究进展［J］.世界华人消化杂志,2015,23(19):3109-3116.

［10］郑美春,王玲燕,张惠芹.出院后永久性乙状结肠造口并发症及护理对策［J］.广东医学,2009,30(8):1033-1035.

［11］Angus JM Waston, Laura Nicol, Susan Dondaldson, et al. Complication of stoma: their aetiology and management. British Journal of Community Nursing, 2014,18(3):111-116.

28校